AF284702

Dedicato a mia moglie Helga,
con amore e gratitudine,
per il suo sostegno e
la sua instancabile pazienza.

Dott. Bodo Köhler

Cancro –
una malattia curabile

2a edizione 2021-2

Herstellung und Verlag:
BoD - Books on Demand, Norderstedt

ISBN 9783754321478

Prefazione

Ci sono stati miti che circondano il tema del CANCRO per secoli. Sono stati pubblicati molti libri e altri studi. Alcuni addirittura con promesse di guarigione. Nonostante tutti gli sforzi, questa malattia fa ancora parte della vita di tutti i giorni e la tendenza è in aumento. È evidente, tuttavia, che due terzi di tutti i decessi sono ancora dovuti a malattie cardiovascolari e il cancro rappresenta solo il restante 30%. Tuttavia, la diagnosi di "cancro" è immediatamente spaventosa e associata alla sofferenza. Gli ictus o gli attacchi di cuore, tuttavia, passano in secondo piano.

Da dove viene questa polarizzazione? Formare opinioni è compito dei media. Solo le cattive notizie possono essere pubblicizzate bene. Ma ci sono anche forti interessi economici. Non c'è neanche lontanamente tanto denaro da ricavare dai farmaci per le conseguenze degli attacchi di cuore quanto dal cancro e dalla paura. La chemioterapia, ad esempio, è ormai standard, sebbene solo una piccola percentuale di coloro che ne sono affetti ne tragga bene-ficio. I nuovi farmaci contro il cancro generano ancora più soldi se il beneficio è dubbio. Si può quindi desiderare che un giorno la ricerca sul cancro faccia un passo avanti e che questa malattia venga sconfitta?

Se ci fosse un reale interesse per una vera cura del cancro, dovrebbe prima essere effettuata una revisione sistematica di tutti i risultati della ricerca degli ultimi 150 anni. La differenza rispetto al lavoro scienti-fico di oggi è sorprendente. A causa della mancanza di attrezzature ad alta tecnologia, il lavoro è stato estremamente meticoloso e preciso. Gli imbrogli, come purtroppo accade ancora e ancora oggi, sarebbero stati subito notati.

In passato c'erano personalità eccezionali che hanno pubblicato le loro conoscenze, ma che oggi vengono erroneamente dimenticate. Fortunatamente, esistono ancora le trascrizioni del loro lavoro.

Tornerò su questo punto nei singoli capitoli. Questo libro può quindi essere inteso anche come un tributo postumo a questi pionieri.

È anche dimostrato, tuttavia, che il cancro è solo un aumento di uno sviluppo che potremmo chiamare "accumulo di rifiuti d'informazioni", che sono anche veri e propri depositi di materiale. Ma questo è solo il segno esteriore di un'attività disintossicante inadeguata, a tutti i livelli. Ciò richiede la fornitura ininterrotta di CSIE (complessi di scambio di informazioni sull'energia), una combinazione di elettroni e fotoni solari (bioplasma). Questo ha molto a che fare con un'alimentazione sana (senza inquinanti!) e la vicinanza alla natura. Perché hanno posto le basi per una comprensione olistica di questa malattia molto prima.

L'ignoranza di rituali come la Quaresima, la tentazione del cibo prodotto industrialmente e lo stile di vita sedentario di molte persone lascia segni profondi e aggravano il problema. Ma la malattia, fino al cancro incluso, è anche un riflesso delle influenze ambientali, interne ed esterne. Abbiamo subito enormi danni precedenti in modo molto sottile attraverso la tecnologia globale a microonde, che è stata sviluppata come arma da combattimento e ora viene utilizzata principalmente per la sorveglianza. La comunicazione possibile con questo è solo un prodotto di scarto.

Poiché il nostro organismo stesso comunica in questa gamma di frequenze, è da aspettarsi una notevole interferenza qui. Lo sviluppo di tumori cerebrali attraverso telefonate prolungate è stato ora scientificamente provato. Lo sviluppo del cancro e la capacità di disintossicazione sono due estremi di una polarità. Con l'aumento del sovraccarico del fegato e dei suoi sistemi di disintossicazione, i processi di rigenerazione nel tessuto possono deragliare e perdere il controllo. Questo è spesso accompagnato da infiammazioni ricorrenti con congestione linfatica. Una terapia di successo deve iniziare qui e prima ripristinare il reflusso libero della linfa.

Sfortunatamente, c'è troppo poco spazio nella ricerca sul cancro per i risultati della meccanica quantistica. Creiamo la nostra realtà focalizzando la nostra attenzione. Ciò che è significativo per noi è rafforzato – anche una fonte di malattia. Se si aggiunge la paura, lo sviluppo si inverte. Invece di rigenerazione, si tratta di un completo deragliamento, che chiamiamo cancro. Se non è possibile invertire questa inversione di tendenza, possiamo solo fornire un supporto palliativo. Ma ogni paziente ha la sua possibilità individuale di fermare questa spirale che gira verso l'interno!

Ma nonostante quest'approccio orientato agli obiettivi, non cura il cancro. I carichi multipli sulla matrice non sarebbero sorti se il sistema nervoso fosse stato intatto e controllato dal cervello. Questo è stato finora trascurato.

La perdita di controllo da parte del cervello è la chiave. Se questo viene trascurato, ci si può aspettare una progressione e ricadute.

L'autore nell'estate 2021

Introduzione

Nel 1998 ho pubblicato il mio libro di 150 pagine *Synergistisch-Biologische Krebstherapie* (Terapia biologica sinergica del cancro) in EDITION CO'MED. Non ha perso nulla della sua attualità ed è ancora molto raccomandabile (vedi appendice della letteratura).

Questo nuovo libro dovrebbe essere visto come un supplemento per combinare le vecchie conoscenze non ancora perdute con le nuove conoscenze scientifiche e per mostrare sinergie.

Sebbene ci siano innumerevoli tipi di cancro e non ci siano due sintomi uguali, c'è un filo comune chiaramente visibile. *L'avvelenamento dell'ambiente cellulare dovuto alla perdita di controllo da parte del cervello.* Questo prepara il terreno per i parassiti, principalmente funghi, che causano altri danni producendo micotossine e rendendo così il processo indipendente. Il tumore stesso è solo la discarica, non la causa.

La spazzatura può essere materiale, mentale o entrambe. Le sue massa sempre più condensate interrompono i normali processi funzionali e alla fine garantiscono anche che non ci sia feedback al cervello e che si verifichi una perdita di controllo. In realtà, si dovrebbe da tempo notare che i tumori si sviluppano senza dolore.

Allora sembra che non ci sia modo di tornare indietro. Ma le apparenze ingannano: *il cancro è curabile*, anche in una fase avanzata. Le seguenti spiegazioni mostrano la via, passo dopo passo. In realtà, molto è ed è sempre stata conosciuta, solo il cavallo era imbrigliato da dietro. In realtà, molto è ed è sempre stato noto, solo il cavallo era imbrigliato da dietro. La maggior parte delle terapie si è concentrata sul tumore, ma sono rimasti sorpresi dal fatto che la malattia continuasse dopo la sua rimozione. Il ruolo decisivo dell'ambiente circostante e il suo controllo da parte del cervello, sia nello sviluppo che nella terapia di successo e sostenibile, è completamente sotto-valutato fino ad oggi. È qui che sta la colpa. Con queste osservazioni si cerca finalmente di risvegliarne la consapevolezza.

1. Le specifiche del cancro

Perché il cancro? Nonostante i miliardi nella ricerca su questa malattia, non c'è ancora luce in vista alla fine del tunnel. Ci sono molte ragioni per questo, che mi hanno spinto a portare alcuni pensieri olistici su un problema fino a ora irrisolto.

Il cancro non è solo una malattia umana. Gli animali, anche gli alberi, possono ammalarsi di cancro. A oggi non c'è stata una vera spiegazione per il meccanismo con cui si sviluppano i tumori maligni. Tuttavia, possiamo presumere che la ricerca secolare di una cura per il cancro non abbia avuto successo solo perché lo stato attuale delle conoscenze scientifiche ha *impedito* una scoperta rivoluzionaria!

Da un lato, ciò significa che il livello di conoscenza è insufficiente. Si può giustamente affermare che la conoscenza dei libri di testo non è solo obsoleta e non aggiornata, ma che molti contesti sono completamente travisati. Ciò vale soprattutto per i complessi processi del metabolismo cellulare e per l'approvvigionamento di energia nei mitocondri. Allo stesso tempo, ritengo che i "guardiani delle tesi scientifiche", cioè gli scienziati affermati, impediscano consapevolmente il progresso. Le ragioni sono facili da capire.

Coloro che aspettano un salto di qualità nella scienza stanno purtroppo aspettando invano, perché il sistema è troppo lento per fare passi avanti. Per ogni soggetto ci sono teorie fisse che si diffondono come una coperta sulla realtà. Ciò eviterà fin dall'inizio sconvolgimenti rivoluzionari nella scienza. Tuttavia, vale la pena cercare contraddizioni nei dogmi odierni proprio per questo motivo.

1.1. Divisione cellulare

Per prima cosa, diamo un'occhiata al processo di divisione cellulare. Affinché un tessuto si rinnovi e si rigeneri costantemente, le cellule utilizzate devono morire. Per fare questo, usano (volontariamente e in modo autonomo!) Il meccanismo *dell'apoptosi*, la morte cellulare programmata. Quindi i resti vengono rimossi dai macrofagi.

Poco si sa che in seguito le cellule vicine rimanenti non si dividono. Questo è completamente impossibile con una cella strutturata complessa! Senza alcuna eccezione, le nuove cellule sono costruite da zero da *cellule staminali indifferenziate*. Questi migrano dalla membrana basale dei vasi sanguigni nel tessuto. Sono attratti dall'inversione di polarità elettrostatica del sistema arcaico a corrente continua delle guaine nervose (vedi R. O. Becker, "Spark of Life" - Scintilla di vita).

Tesi n. 1: Le cellule adulte non si dividono. Ogni nuova cellula tissutale nasce sempre da una cellula staminale e si differenzia da zero.

Il graduale accumulo di cellule o tessuti altamente differenziati ricorda lo sviluppo embrionale, in cui vengono ripetute anche tutte le fasi dello sviluppo umano (filogenesi). È simile alle cellule staminali. Durante la loro differenziazione, anch'essi devono attraversare dall'inizio (ontogenesi) ogni fase di questo processo anabolico. Se si verificano errori, si verifica l'apoptosi.

La ragione di questo corso regolare e in fasi del rinnovamento dei tessuti è ovvia: se una cellula adulta ha un qualsiasi cambiamento, anche minore, sarà trasmesso a tutte le generazioni successive dopo la divisione. Poiché nel tempo possono verificarsi molti danni, l'organismo non sarebbe più vitale in un tempo molto breve.

La tesi della prima mutazione in una singola cellula, che poi innesca il cancro, è così fuori discussione. Allo stesso tempo diventa chiaro che lo sviluppo di un tumore cellulare deve avvenire al livello più basso, la *cellula staminale*.

1.2. Fermentazione come programma fisiologico

Si dice spesso che il cancro è causato da una mancanza di ossigeno nelle cellule, che porta alla fermentazione. Le cellule cancerose si verificano molto più spesso, semplicemente attraverso uno sforzo fisico intenso, senza che si sviluppi un tumore canceroso!

Al contrario: l'arcaico programma di emergenza della fermentazione è geneticamente ancorato in ogni cellula. Viene anche attivato consapevolmente durante la mitosi, poiché in assenza di ossigeno non si possono formare ROS (radicali distruttivi), che potrebbero essere pericolosi per il DNA dopo il suo dispiegamento. Pertanto, le cellule che sono in fermentazione non diventano cellule tumorali. La tesi di *Otto Warburg* è qui scossa. Non tutta la fermentazione è uguale al cancro!

Tesi n. 2: Il programma di emergenza della fermentazione (glicolisi anaerobica) è geneticamente programmato e non rappresenta necessariamente il passaggio in una cellula cancerosa..

L'unica differenza tra cellule cancerose e cellule sane è che la cellula sana può *passare* dalla fermentazione alla produzione di energia aerobica e viceversa, ma la cellula cancerosa non può più farlo. *Non è in grado di regolarsi* e si blocca nella fermentazione. In caso di cancro, i mitocondri sono e rimangono spenti. È così che può essere definita una cellula cancerosa. Tuttavia, l'apoptosi è possibile solo con la normale funzione mitocondriale.

Quanto affermato sopra per il rinnovamento delle cellule dei tessuti vale anche per il cancro. Le cellule tumorali adulte non possono più dividersi. Come le cellule normali, ogni cellula cancerosa è composta da cellule staminali. Solo una cellula *scarsamente differenziata* può ancora dividersi. Questo è il motivo per cui questi tumori sono così aggressivi.

Più è progredita la differenziazione, più errori si verificano nella divisione, che possono essere osservati molto bene al micros-copio. Qui compaiono formazioni cellulari polimorfiche, anche multi-nucleate (sincizio). In questa fase, la malignità sta già diminuendo perché il tasso di divisione è chiaramente in calo e si avvicina allo zero. Perché una cellula così patologicamente modificata si imbatte in un processo auto-limitante con la sua divisione. Da ciò si può dedurre:

Tesi n. 3: Più sono chiare le caratteristiche di una cellula tumo-rale (polimorfismo, sincizio, differenze di colore, ecc.), Più innocuo è il tumore (è diventato).

Le cellule *altamente pericolose* sono *cellule staminali* che sono già diventate cancerose (vedi definizione sopra), che lasciano il tessuto originale molto presto e possono diffondersi disseminate nell'organismo. Questi possono anche essere rilevati nel midollo osseo (mediante biopsia), che può essere dimostrato utilizzando l'esempio del cancro al seno. Sono loro che provocano le recidive perché hanno conservato la loro piena capacità di dividersi e aspettano solo condizioni ambientali favorevoli. Sono completamente invisibili nelle procedure d'immagine.

1.3. Strategia anabolica

A questo punto emerge un primo approccio terapeutico: la divisione cellulare è un processo catabolico regolato dal cortisolo e dalla tiroxina. Tuttavia, solo le *cellule staminali* primitive o le cellule scarsamente differenziate possono dividersi.

Il *processo anabolico di differenziazione* deve quindi essere sostenuto sia a livello profilattico che curativo, e tutti gli ostacoli devono essere rimossi. Lo STH (ormone della crescita) è il principale responsabile del lato anabolico del metabolismo cellulare. Non può essere rilasciato, ad esempio, in caso di stress psicologico permanente (paura!), abuso di carboidrati e disregolazione degli ormoni catabolici cortisolo e tiroxina, anch'essi necessari per il metabolismo cellulare insieme allo STH (Fig. 1).

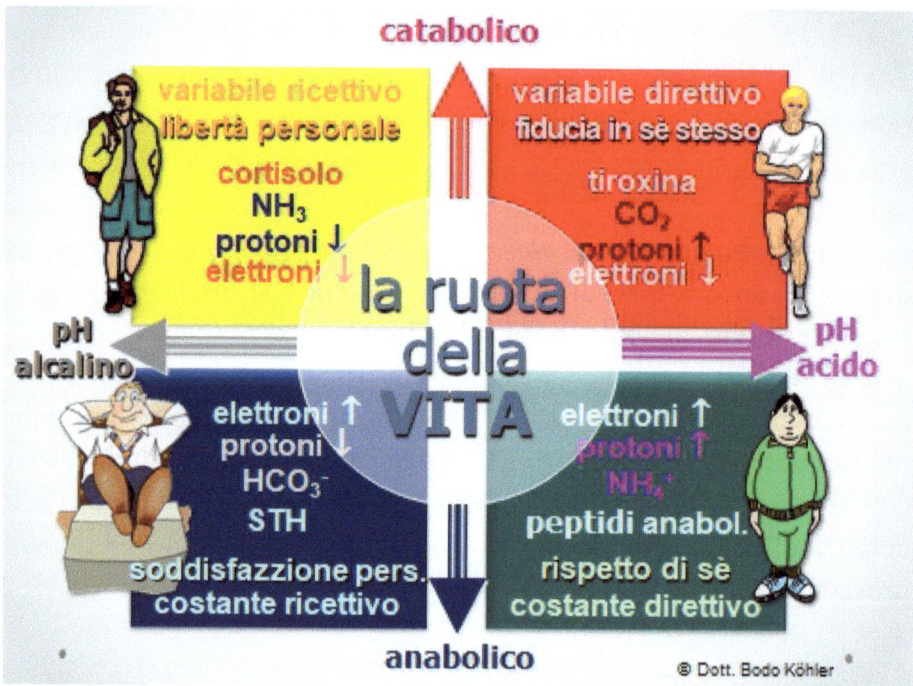

Fig.1: Controllo bipolare del metabolismo cellulare e acido-base

Tesi n. 4: Il processo catabolico della divisione cellulare viene interrotto da una maggiore attività anabolica (differenziazione).

1.3.1. Consumo di ossigeno

Tuttavia, i processi di crescita sono associati ad un maggiore consumo di ossigeno. Affinché una quantità sufficiente di esso penetri nei tessuti, è necessaria *un'aspirazione di ossigeno*, che viene innescata dall'auto-ossidazione (autocombustione) di alcune sostanze. Soprattutto, gli acidi grassi insaturi sono capaci di questo, ma anche alcuni amminoacidi come la cisteina. La luce del sole intensifica questo effetto, ben noto dagli oli in cucina, che vengono quindi tenuti al riparo dalla luce.

Un prerequisito per i processi anabolici, che comprendono non solo la piena maturazione delle cellule staminali giovani, ma anche ogni processo infiammatorio e di guarigione, è quindi una quantità sufficiente di acidi grassi omega (donatori di elettroni), idealmente in combinazione con gruppi solfidrilici (zolfo-idrogeno nella proteina). Questo è dato nella *dieta olio-proteica* di *Johanna Budwig*.

Tra i gruppi SH della proteina e gli oli insaturi si formano ponti idrogeno (legami mesomerici), sui quali gli elettroni liberi (i cosiddetti elettroni π) formano un gas di elettroni in gran numero. Questo crea un effetto di campo (attraverso la risonanza con il sole), che colpisce anche i fotoni solari. Queste sono buone condizioni di risonanza per la luce rossa, che viene assorbita dalle cellule e le carica.

L'assorbimento e l'utilizzo dell'ossigeno, cioè la respirazione interna nei mitocondri, è governato da questi principi di auto-ossidazione. È correlato all'anabolismo (crescita) - indipendentemente dalla pressione parziale dell'ossigeno! Questo è così notevole perché una persona con mancanza di respiro non riceve alcun sollievo dalla somministrazione di ossigeno (come è di routine oggi) – al contrario! La situazione può anche peggiorare (secondo una ricerca del prof. dott. *von Helmholtz*), che viene regolarmente mostrata nelle unità di terapia intensiva, ma non viene compresa. Solo un cucchiaino di (buono) olio di lino migliorerà la condizione in pochi minuti. Dobbiamo queste esperienze positive alla grassa ricercatrice *Johanna Budwig*. A questo punto ci si può chiedere perché questa conoscenza di base non fa parte da tempo del curriculum.

Nel suo libro "Essere umani" ("MENSCH SEIN") scrive letteralmente:
"Tutte le membrane sono costruite dalla partnership tra i sistemi di elettroni facilmente mobili (costruiti dall'energia del sole con i suoi campi elettromagnetici) e i rappresentanti della materia dura, i gruppi zolfo-idrogeno nella proteina".
E inoltre:
"Questo amore tra gli elettroni degli acidi grassi altamente insaturi e i portatori di idrogeno contenenti zolfo governa l'intero metabolismo nell'uomo nella sua flessibilità".

Nel cancro c'è poco o nessun utilizzo di ossigeno. I processi di crescita controllati dalla luce e dalla vita falliscono. Gli elettroni π e i complessi di scambio di informazioni di energia (CSIE) formati con i fotoni sono i ***fattori anti-entropia*** della vita. Creano ordine e struttura e sono responsabili di tutto l'assorbimento della luce nella gamma visibile (tutti i colori).
Queste connessioni sono prerequisiti assoluti e indispensabili per la vita!

Se mancano gli oli Ω, oi gruppi SH, o la luce del sole – VITA è permanentemente disturbato, o addirittura si è concluso in breve tempo.

Sarebbe bello se potessimo presumere che tutte le persone e, naturalmente, i terapisti fossero stati informati su queste condizioni di vita per decenni e adattassero la loro dieta di conseguenza, cercando un rapporto equilibrato tra oli omega e proteine, combinato con molto esercizio fisico nella natura. Sfortunatamente, non ci si può nemmeno aspettare che l'industria alimentare fornisca per intero il cibo necessario. L'esatto contrario è il caso!

1.3.2. Effetto dei grassi trans

I grassi induriti (ad esempio nella margarina) e gli oli a lunga conservazione (polimerizzati dal vapore) sono ancora offerti e pubblicizzati come "sani".

I grassi trans distruggono queste strutture vitali sensibili e aprono la strada a gravi malattie. Sono rilevabili anche nella massa tumorale!

Per riconoscere i grassi trans nei prodotti finiti, bisogna guardare da vicino. Sono dichiarati poco appariscenti come "emulsionanti" o etichettati con E 471, 472 o 475. Inoltre, la tossina di Alzheimer 4-idrossinonenale (HNE) si forma in grassi altamente riscaldati (friggitrice!), che – come suggerisce il nome – favorisce la demenza.

Tuttavia, occorre fare una distinzione rigorosa tra i grassi trans prodotti artificialmente e le forme naturali che si presentano quando lo stomaco della mucca viene ruminato. Questi includono, ad esempio, burro e colostro salutari. Ma si verificano anche nell'agnello.

Questo rivela già una soluzione al problema dello sviluppo del tumore, poiché si tratta principalmente delle *cellule staminali*. La domanda sorge spontanea: cosa impedisce a una cellula staminale vergine, completamente integra, di obbedire al suo codice genetico e differenziarsi in una cellula tessutale normale o, al contrario, di andare in apoptosi quando si verifica un errore di programma? Entrambi sono direttamente legati alle suddette fondamenta distrutte della vita!

Più avanti vedremo che anche i *deficit d'informazione dovuti all'isolamento* giocano un ruolo importante nello sviluppo indesiderabile. Naturalmente, le tossine ambientali (la diossina – è stato dimostrato che la neurotossina provoca il cancro), la geopatia e le radiazioni tecniche (anche qui ci sono relazioni causali) possono essere messe in campo. Tutto ciò può portare a errori di programma, ma l'apoptosi non può verificarsi se i suddetti mezzi di sussistenza mancano o sono stati distrutti dal consumo di grassi trans.

Questo è il punto! Possono costantemente sorgere problemi con la struttura cellulare, unicamente a causa dell'inquinamento ambientale a volte estremamente elevato (e-smog). Questo può essere neutralizzato o la cellula dice addio nel suo insieme. Ma sempre più spesso accade (con l'avanzare dell'età) che questa ancora di salvezza dell'apoptosi non possa più essere lanciata. Ciò dimostra quanto sia cruciale l'interazione sensibile di oli, proteine e sole per la salute e il benessere.

1.4. Cellule staminali e il loro ambiente

Le cellule staminali sono cellule gelatinose, spugnose e acquose. Sono tutti uguali. Possono essere trapiantati in tessuto estraneo a piacimento, e tuttavia vengono create solo quelle cellule che si adattano al rispettivo tessuto. Non appena sono migrati in un determinato organo e hanno percepito (!) il loro nuovo ambiente, crescono come cellule di tessuto specifiche. Se vengono trapiantati in seguito, tuttavia, rimangono fedeli alla loro origine. Chi lo regola? Chi determina quale parte del DNA deve essere recuperata in quale tessuto?

Tesi n. 5: La specializzazione, ma anche la degenerazione maligna, non ha origine dalla cellula, ma dipende dall'ambiente circostante.

È noto da tempo che la quantità estremamente grande d'informazioni necessarie per i processi vitali dinamici non può mai essere immagazzinata nel DNA. Ma se in una cellula si verificano fino a 100.000 reazioni chimiche al secondo (nell'intero organismo è 10^{18} al secondo), allora è richiesta una densità di informazioni estremamente elevata in tutte le cellule, e allo *stesso tempo*. Nessuna cella può funzionare con tutte le altre celle senza sincronizzazione.

1.5. Realtà quantistica

Ci sono due termini importanti nella frase precedente: organismo *simultaneo* e *totale*. Se è possibile accedere alle informazioni ovunque nello stesso momento, ciò presuppone uno stato quantistico che consente la *coerenza collettiva*. In breve, questo significa: simultaneità universale, o in altre parole: non-località senza tempo.

Questa *realtà quantistica*, che può essere trovata ovunque, si applica naturalmente ancora di più ai sistemi viventi, poiché non solo la forma e la forma devono essere mantenute qui, ma anche i processi dinamici della vita stessi. Il DNA può essere inteso come un pianoforte su cui l'anima segue le note della mente suona. Ovviamente gli errori nel sistema possono anche essere dovuti a un pianoforte difettoso. Di regola, però, è il "pianista". Ciò è dovuto alla mancanza di "intreccio" dell'anima con lo spazio quantistico spirituale.

È postulato dai ricercatori quantistici che sia la maggior parte del DNA (il cosiddetto DNA spazzatura) che tutte le cellule staminali sono nello stato quantico e quindi hanno accesso a tutte l'informazioni di vita necessarie. Se le cellule staminali perdono questo contatto, mancano importanti informazioni di base. Questi possono essere singoli passaggi di sviluppo fino alla differenziazione, ma anche il passaggio all'apoptosi. Questo apre la porta alla degenerazione cellulare, ed è esattamente ciò che fa la differenza tra cancro e non cancro.

Tuttavia, il problema è lungi dall'essere risolto con questi risultati. Il secondo approccio per la profilassi e la terapia è logicamente il rinnovato accoppiamento nello spazio quantistico (entanglement con lo spirito). È meglio prendere precauzioni per garantire che lo stato quantistico non se interrompa in primo luogo. Ma come si fa?

1.5.1. Elementi costitutivi di base

Gli elettroni entrano di nuovo in gioco. Vogliamo prestare particolare attenzione a questi piccoli componenti della materia.

Lo scienziato francese, professore di fisica, *J. E. Charon*, fece scalpore negli anni '80 con le sue osservazioni sugli elettroni immortali. Il fisico *Michael König* riprende l'argomento nel suo libro "Das Urwort - Die Physik Gottes" ("La parola originale – La fisica di Dio", vedi bibliografia). Vale la pena dare un'occhiata più da vicino a questo.

I mattoni fondamentali dell'universo sono notevolmente i neutrini – minuscole "forme dell'essere" senza massa, che volano attraverso lo spazio a velocità diverse (inclusa la superluce) e penetrano in tutta la materia.

Due neutrini (fermioni con spin semiintero) che ruotano l'uno intorno all'altro formano un fotone, una particella leggera (bosone con spin intero). Due fotoni, a loro volta, si combinano per formare un elettrone in condizioni di risonanza adeguate (luce solare!). Tuttavia, questo non si traduce in un insieme di parti diverse, ma in una struttura altamente ordinata. Ciò corrisponde a un toro (Fig. 2).

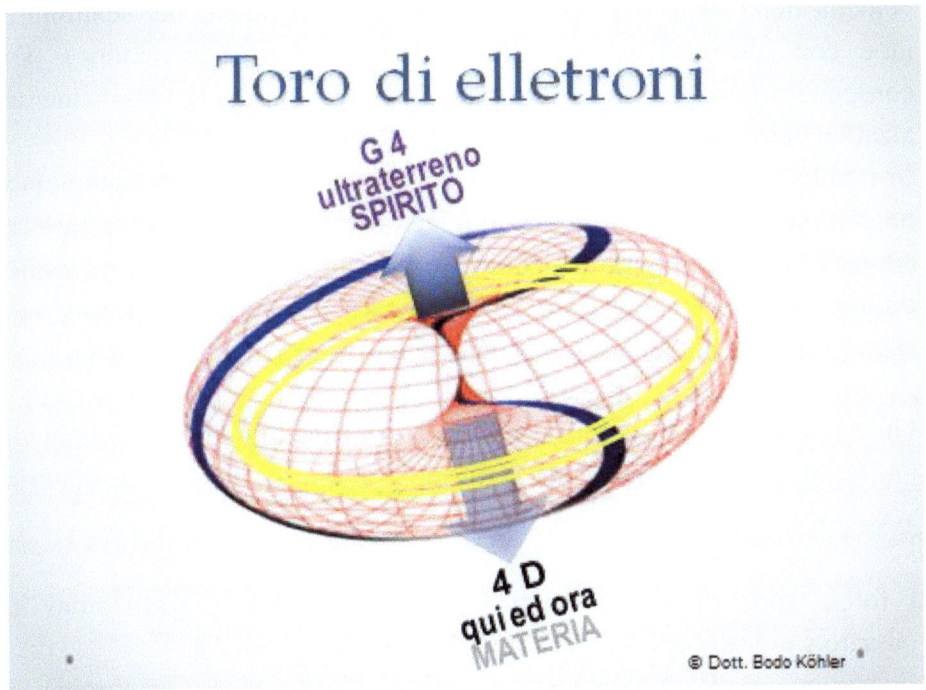

Fig.2: Gli elettroni carichi di fotoni sono microscopici piccoli fori neri (o bianchi). Sono porte dimensionali tra spazio-tempo interno ed esterno e quindi stabiliscono la connessione tra questo mondo e l'aldilà. (G-4 sta per iperspazio sec. *Burkard Heim*)

Questi buchi neri o bianchi sono formati da effetti di curvatura dello spazio dovuti all'elevata densità di energia dei fotoni. La differenza tra il bianco e il nero è che i buchi neri inghiottono irrimediabilmente la materia, mentre quelli bianchi la trasformano e la sputano di nuovo dopo aver attraversato l'imbuto interno. In una direzione la materia si forma, nell'altra si dissolve nuovamente nella sua origine spirituale ($E = m \times c^2$).

23

Il prerequisito per questo, tuttavia, è che questo corpo cavo a forma di anello sia caricato con sempre più fotoni che gli girano intorno alla velocità della luce. Ma puoi anche lasciarlo di nuovo per scambiare idee con altri fotoni e trasferire informazioni (interazione). Di conseguenza, il livello di energia dell'elettrone viene nuovamente alzato o abbassato.

In parole povere, questo significa che più fotoni si sono accumulati negli elettroni in una combinazione amorevole, più facile è entrare in contatto con il mondo spirituale oltre attraverso questo cancello dimensionale. Perché questo ha aumentato la coerenza. Questo può essere ottenuto anche attraverso la concentrazione nella preghiera.

Un mondo parallelo è formato da *positroni* (antielettroni) carichi di antifotoni. Questa antimateria forma buchi neri in cui la materia scompare.

I fotoni sono di solito diretti in avanti nel futuro; Anti-fotoni in passato e quindi hanno un effetto distruttivo.

Il campo elettromagnetico del sole (efficace negli elettroni) è strutturante, cioè un prerequisito per l'auto-ossidazione e la formazione delle cellule (freccia rivolta verso il basso in Fig. 2).

Come nei semiconduttori, lo scambio di elettroni nelle membrane è diretto da campi magnetici. Gli elettroni si respingono a causa della carica negativa, ma non se i fotoni immagazzinati contengono informazioni diverse. Questo li rende attraenti. Gli elettroni si respingono solo dopo che si sono scambiati le loro informazioni, quando hanno lo stesso livello di conoscenza.

Quindi abbiamo già a che fare con processi di coscienza a questo livello.

Il fisico quantistico prof. dott. *David Bohm* la mette in questo modo: "L'elettrone osserva l'ambiente nella misura in cui reagisce a un significato nel suo ambiente. Si comporta proprio come gli umani".

Gli elettroni creano *un'aspirazione dell'ordine* attraverso l'attrazione e quindi garantiscono un tessuto di alta qualità. Tuttavia, questo è permanentemente interrotto dalle radiazioni tecniche, in particolare dalle comunicazioni mobili globali.

1.5.2. Fattori anti-entropia

I fotoni sono caricati d'informazioni dalla loro precedente esperienza di vita. Questo li rende intelligenti. Quindi hai la conoscenza del passato. Più questo risale allo sviluppo precedente dell'umanità e più sei vecchio, più la coscienza è immagazzinata. Questo li trasforma nei cosiddetti *elettroni di essenza*.

Questi possono trasferire la loro esperienza a lungo termine ad altri elettroni tramite risonanza. Quindi la conoscenza viene sempre trasmessa. Questo è un atto d'amore che può continuare nelle altre persone e crea così una profonda connessione. Questo spiega perché le coppie possono diventare, sempre più simili più a lungo sono unite nell'amore.

Questi complessi elettroni-fotoni elementari possono essere intesi come le più piccole unità di coscienza.

Sono anche chiamati CSIE (complessi di scambio d'informazioni di energia) perché sono responsabili del controllo di tutti i processi metabolici. Costituiscono quindi la base scientifica per il *bioplasma*, la "energia vitale" spesso ridicolizzata: il CHI.

Un forte campo elettromagnetico mantiene questi complessi elettroni in uno stato eccitato. Questo è uno degli effetti positivi del sole che non può essere sostituito da nessuna capsula di "vitamina D".

Ma non vengono memorizzati solo i modelli armonici. Tutti gli infortuni si riflettono anche qui. Scambiando i fotoni, tuttavia, molto può essere neutralizzato automaticamente, cioè sovrapponendo esperienze positive. Questo può trasformare il destino.

1.5.3. Campi d'interferenza (vedi capitolo 3.4.4. pagina 76)

Tuttavia, se le incisioni della vita sono state troppo forti e rimangono non elaborate, cioè se superano di gran lunga il positivo, allora c'è un pericolo di repressione. Per fare questo, la persona costruisce inconsciamente un campo elettromagnetico a forma di anello per incapsulare questa zona. Proprio come una parete d'istiociti è costruita approssimativamente attorno a un'infiammazione, meccanismi simili sono efficaci a livello d'informazione.
Questo non solo lega l'energia ma porta anche a una carenza di bioplasma, il che significa mancanza di luce e quindi "oscuramento".

Un numero molto elevato di persone potrebbe aver avuto una *morte violenta* in una vita precedente. Gli stati di ansia associati possono essere così gravi da essere tra le esperienze più intensamente represse di tutte. Una grande armata di elettroni di essenza si occupa esclusivamente di sopprimere tali eventi. Ciò indebolisce notevolmente la vitalità e può essere fonte di paure apparentemente inspiegabili e profonde.
Credenze dogmatiche errate, specialmente in questioni religiose, possono anche legare una grande quantità di bioplasma, che poi si presenta come un campo d'interferenza. Questo può colpire anche gli atei fedeli.

In luoghi con bioplasma ridotto, si formano "ammaccature" nell'aura, che possono essere utilizzate diagnostiche, ma anche terapeutiche, ad esempio con la terapia di equilibrio (Equalizer EQ 103).

Tuttavia, se queste aree rimangono non lavorate (come "cadaveri in cantina"), è molto facile vedere in Fig. 2 che l'informazione intellettuale non può portare a una struttura ordinata. Quando passa attraverso l'anello di fotoni dell'elettrone, l'informazione originale viene modificata negativamente dai fotoni contaminati e circolanti, che possono produrre forme innaturali.

Quindi ci deve essere stata una distorsione (per la trasmissione dell'informazione negativa dei fotoni che vi girano dentro) nel passaggio attraverso l'anello di elettroni. Poiché ce ne sono innumerevoli in questa zona incapsulata – il campo d'interferenza – questo fornisce una spiegazione conclusiva per lo sviluppo del tumore. È dunque l'immagine materiale dello psicotrauma immagazzinato.

Per questo motivo, il trattamento del campo d'interferenza è molto più completo della semplice eliminazione dell'infiammazione cronica. È l'interfaccia tra la psiche e la forma materiale, come base per possibili disfunzioni e quindi malattie – fino al cancro incluso!

La struttura del tessuto è costruita dagli elettroni, la forma è data dalle informazioni di vita immagazzinate (esperienza!) nei fotoni che vi circolano.

Ma la cosa sorprendente è che *solo ricordando e ricostruendo* il tema dell'infortunio è possibile riscattare queste aree. Spesso questo è accompagnato da un profondo sospiro di sollievo. Parlarne con qualcuno di cui ti fidi è automaticamente accompagnato da uno scambio di elettroni, lo scambio inconscio di esperienze. Una persona può guarire un'altra persona completamente inconsciamente in questo modo.

1.5.4. Paure primordiali

Tuttavia, la *paura del cambiamento* gioca un ruolo molto importante qui, perché la soglia dalla coscienza di veglia all'inconscio è controllata dalla paura! Questo è quindi un problema importante per i malati di cancro.

Il centro della paura è noto dalle neuroscienze. Si trova nei gherigli di mandorle (amigdala), che formano la punta anteriore del sistema limbico su entrambi i lati. Questo è significativo perché c'è un substrato materiale per la simmetria nell'azione controllata. L'emisfero destro emotivo dovrebbe essere in equilibrio con l'emisfero sinistro razionale. Se qui c'è un'asimmetria, cioè una preponderanza di pensieri ansiogeni, allora un'azione attenta e ponderata diventa un'azione stressante, persino il panico, con un consumo energetico notevolmente aumentato, che può portare al deragliamento catabolico.

Ciò non solo porta a un aumento del consumo di bioplasma, ma sollecita anche i reni (quadrante blu Fig. 1), che sono responsabili della fiducia di base e calmano il sistema. L'ipertensione è quindi un sintomo pionieristico che non dovrebbe essere semplicemente soppresso con i farmaci.

Non va dimenticato che il nuovo standard di telefonia mobile 5G, a causa della sua lunghezza d'onda corta, risuona direttamente con l'amigdala, che è grande solo pochi millimetri, e può quindi scatenare paure inconsce. Le decisioni sbagliate vengono prese sotto la paura, che spalanca la porta a qualsiasi tipo di manipolazione.

Ora siamo molto vicini alla soluzione del problema del cancro. Quindi, se abbiamo il coraggio di (ri)affrontare le vecchie questioni represse, specialmente quelle associate alla paura della morte, il bioplasma può rifluire e le "ammaccature" possono essere compensate, il che avvicina la salute.

E per quanto riguarda i grassi trans depositati? Con l'arricchimento del bioplasma, è possibile eseguire nuovamente una disintossicazione intensiva e rimuovere i depositi. In realtà sarebbe tutto fatto.

Sembra buono, ma è adatto solo per la profilassi!
La differenza per il paziente già affetto da cancro è grave. Più a lungo dura il doppio carico, dovuto ai depositi nella matrice da un lato e al campo d'interferenza con mancanza di bioplasma dall'altro, più velocemente il sistema nervoso degenera in quest'area, portando ad una perdita di controllo da parte del cervello. L'ulteriore processo è quindi irrevocabilmente determinato (determinato). Il processo ha ormai raggiunto un pieno grado di autonomia che non può essere invertito da solo.

Nei miei decenni di lavoro come medico, mi sono più volte chiesto disperatamente perché dopo una terapia intensiva e cambiando tutti i fattori stressanti nello stile di vita, dedicandosi a nuovi compiti e restituendo gioia nella vita, in alcuni casi il tumore è tornato, spesso peggio che all'inizio.

Ecco la risposta chiara: le richieste mentali vengono trasmesse ai tessuti attraverso il sistema nervoso e ormonale e da lì il feedback viene inviato al cervello. Questo è particolarmente vero con l'infiammazione. Tutti i processi di guarigione sono controllati e monitorati dal cervello.

Tuttavia, in caso di danni pregressi massicci in loco dovuti a depositi, perdita di bioplasma con difficile assorbimento e utilizzo dell'ossigeno, perdita d'informazioni e formazione di un "grumo" tissutale – il tumore che corrisponde al tema psicologico stressante, nessuna terapia o un'altra misura è sufficiente se non è possibile ricreare le condizioni di vita sopra menzionate nel tessuto.

Per questo motivo, nei capitoli successivi vengono discusse molte possibilità diverse su questo percorso terapeutico, poiché il trattamento può essere eseguito solo individualmente in modo da ottenere il successo desiderato.

Ciò che non serve viene smontato. È una legge. Ciò non riguarda solo i muscoli e le ossa (ad es. dopo una frattura), ma tutti gli organi, in particolare il sistema nervoso. Ne fanno parte anche le aree dismesse, e questi sono i campi d'interferenza. A peggiorare le cose, ci sono molti virus neurotossici in movimento che accelerano la rottura o la innescano in primo luogo. Questi includono, ad esempio, la varicella, che può scoppiare di nuovo nella vecchiaia come herpes zoster (fuoco di Sant'Antonio).

Sfortunatamente, le vaccinazioni possono anche causare neurodegenerazione se incontrano un sistema immunitario indebolito o non ancora completamente sviluppato (neonati!). Quindi il trigger viene impostato molto presto.

L'indispensabile stimolazione della formazione di nuovi nervi (neuro-neogenesi) è comprensibilmente particolarmente difficile, ma è indispensabile. Solo quando l'organismo può lavorare di nuovo come un'unità, nel suo insieme (coerenza collettiva), possiamo aspettarci la guarigione.

1.6. L'ontogenesi

Innanzitutto, è necessario fare nuovamente riferimento alle fasi di sviluppo dell'embrione e delle cellule staminali fino al loro completo sviluppo. La ragione di queste fasi di crescita risiede nelle "istruzioni per l'uso". Non avrebbe molto senso e provocherebbe il caos solo se l'intero piano di costruzione fosse "introdotto" dall'inizio. *L'esatta sequenza* delle fasi di costruzione è più importante delle informazioni complessive. Solo confondendo l'ordine (con un contenuto informativo altrimenti completo) sorgerebbe il caos.

Nel caso di una casa, il tetto non può essere installato prima che i muri siano stati eretti. Se imposti le priorità qui, l'ordine corretto sembra essere ancora più importante del contenuto generale, perché le improvvisazioni possono essere consentite lì. È qui che entra in gioco il *sistema nervoso*, in due modi (vedi più avanti).

"Sequenza" indica una sequenza di eventi che devono prima essere portati a piena maturazione individualmente.

Questa legge si applica a tutte le aree, indipendentemente dal fatto che si tratti dello sviluppo filogenetico dell'uomo dall'embrione all'adulto o delle singole cellule (ontogenesi). Errori nella struttura successiva e quindi nella funzione possono essere ricondotti a una fase di sviluppo errata. Questo è ovviamente nel passato ed è quindi legato a un certo tempo, ma anche al rispettivo evento!

Gli errori strutturali corrispondono a eventi temporali non trasformati!

Se la "struttura" è un tumore, sarebbe imperativo cercare l'evento stressante nel passato e trasformarlo in seguito. Questo non solo è possibile, sarebbe una terapia causale!

Tuttavia, bisogna sempre considerare quale terreno colpisce un agente. La condizione *dell'intero organismo* è decisiva per l'effetto.

Se teniamo presente che anche gli animali e gli alberi possono contrarre il cancro, allora un principio comune deve essere efficace. È ormai certo che i *disturbi geopatici* hanno un effetto cancerogeno su tutti i sistemi viventi. Il tipo di disturbo di campo non è stato ancora studiato, il che dimostra che deve essere una "impronta" nello spazio quantistico universale. Perché se la causa del disturbo fosse misurabile, non sarebbe più nello stato quantico.

1.7. Campi organizzativi

I campi scalari non sono statici, ma ruotano, non solo in una direzione, ma allo stesso tempo con polarità opposta, per cui si neutralizzano a vicenda. Ciò impedisce la loro misurabilità.

Esistono diversi tipi di campi. A causa della loro dinamica, possono trasformarsi l'uno nell'altro per induzione, ad esempio un campo elettrico in un campo magnetico e viceversa.

Oltre ai due già citati, quelli conosciuti oggi sono i campi gravitazionali e i campi scalari. Altre suddivisioni sono campo morfogenetico, campo sub-quantistico, campo quantistico e campo potenziale. Ulteriori campi che sono ancora sconosciuti oggi devono essere postulati. La casa di tutti i campi è il vuoto o campo del punto zero, cioè lo spirito.

Di particolare importanza l'ologramma maser della rete neurale, di cui si parla nel Cap. 4.5. è descritto in dettaglio.

32

1.8. Alcalosi

Non è il DNA che dà a una cellula staminale l'impulso a dividersi, ma il suo ambiente diretto. Lo stimolo a dividersi proviene sempre dall'ambiente, dove avvengono sempre più morti cellulari, ad esempio in infiammazioni ricorrenti.

Tuttavia, la divisione avviene sempre e solo in condizioni *alcaline.* Più forte è l'alcalosi, più veloce è la divisione. Ecco perché tutti i processi di rigenerazione avvengono principalmente di notte in un ambiente alcalino. Il valore normale del valore del ph nel tessuto va da 7,0 a un massimo di 7,1, quindi diventa leggermente alcalino di notte. Tutto quanto sopra è patologico e può stimolare la normale divisione cellulare in modo tale da favorire lo sviluppo del cancro.

Chi è effettivamente responsabile del valore del ph nel tessuto? Chi controlla l'equilibrio acido-base?
Queste sono domande essenziali che raramente vengono poste. Il controllo grossolano avviene nell'organismo tramite la polarità di acido carbonico (o CO_2) e bicarbonato. La regolazione fine, invece, che avviene principalmente sulle membrane, è dovuta agli elettroni π negli acidi grassi insaturi (hanno un effetto disacidificante), insieme ai gruppi idrogeno delle proteine (hanno un effetto acidificante).

La cellula non dipende solo dall'ambiente. La tua reazione è la risposta (il riflesso) a ciò che ti circonda. L'ambiente determina come sta andando la cellula, ed è anche l'ambiente che spinge una cellula alla degenerazione. Diventa improvvisamente chiaro il motivo per cui possono esserci così tanti e vari agenti cancerogeni. Cambiano l'ambiente riducendo drasticamente il numero di elettroni liberi e, allo stesso tempo, il numero di protoni. Da un lato ne sono capaci i radicali, dall'altro tutte le sostanze alcalinizzanti, soprattutto gli alcaloidi (veleni fungini), che hanno anche un effetto neurotossico (Cap. 3.2.1.2. pagina 68).

Questo può essere fatto anche indirettamente, ad esempio stimolando contemporaneamente la produzione di uno dei più potenti veleni cellulari e alcalinizzanti: *l'ammoniaca.* Questo gas viene prodotto in tutti i processi di putrefazione, soprattutto a livello intestinale, mette a dura prova il fegato e deve infatti essere considerato il più importante co-cancerogeno, perché penetra in tutti i tessuti, anche nel cervello.

Questo è un altro fattore di rischio di degenerazione cellulare: l'alcalosi dei tessuti aumenta notevolmente la velocità di divisione, il che significa che gli errori possono verificarsi più frequentemente nel complesso processo di divisione. Perché l'aumento dello stimolo alla divisione colpisce anche quelle cellule che hanno già iniziato a differenziarsi, il che non è il caso in condizioni *leggermente* alcaline. Ciò aumenta il tasso di errore. Ciò diventa particolarmente pericoloso quando colpisce il meccanismo programmato dell'apoptosi.

Ma c'è ancora un meccanismo di frenatura, e cioè gli elettroni liberi. Nel cosiddetto milieu riducente (quadrante blu e verde in Fig. 1, pagina 16), la degenerazione è praticamente impossibile. Il cancro può svilupparsi solo in assenza di elettroni (dagli acidi grassi insaturi) e protoni (quadrante giallo).

1.9. Consapevolezza
"L'informazione cerca di avere un significato" (prof. *Th. Görnitz*). Ciò significa che il contenuto spirituale di un'idea può essere realizzato solo quando si materializza. Ma dare significato è riservato ai sistemi viventi guidati dalla mente. Quindi apparentemente lo scopo della vita è quello di fungere da piattaforma di prova per la mente, uno

strumento per così dire. Se una persona integra questo aspetto fondamentale nel suo pensiero, allora improvvisamente c'è un significato più profondo per ogni situazione della vita, anche per una malattia. In questo momento il paziente interessato può vedere perché è malato e come può uscirne. Questo è un buon prerequisito per la guarigione.

Lo spirito si riconosce nella **forma**. Riconosce il suo **lavoro** nelle persone.

Una struttura senza forma come il cancro è ovviamente priva delle informazioni significative dello spirito.

Un atteggiamento mentale e spirituale positivo, che affermi la vita molto probabilmente contribuirà a sostenere le dinamiche dei processi vitali, perché la vita significa cambiamento costante, significa "learning by doing" – imparare attraverso l'attuazione (l'implementazione dei bisogni!). Ciò include un'aperta disponibilità ad affrontare le sfide quotidiane senza paura (!) e con grande curiosità e gioia per le nuove conoscenze acquisite.

Il *nuovo intreccio con lo spazio quantistico (spirito)* si cristallizza come una chiave d'oro, ma non può essere generalizzato e riempito in tavolette.

In definitiva, "intreccio (entanglement) con lo spazio quantistico" non significa nient'altro che l'intenso volgersi a Dio nell'AMORE.

Una grande speranza per la cura del cancro, che in realtà è ancora possibile in ogni (!) fase, sta nel fatto che c'è davvero uno sviluppo logico come sfondo per lo sviluppo del cancro, che è mostrato qui e che può essere invertito. Il necessario cambiamento di consapevolezza può essere avviato cambiando il *contesto* con un nuovo compito.

L'implementazione di questi risultati è chiaramente nelle mani di ogni individuo. Si tratta di un approccio promettente, che viene ulteriormente elaborato nei capitoli seguenti, insieme ad aspetti completamente nuovi.

Risultati

Importanti scoperte vengono rivelate proprio all'inizio. Le cellule adulte non possono più dividersi, il che sarebbe completamente inutile, poiché una vecchia cellula diventerebbe due vecchie cellule. Anche se questo non ha alcun senso, è ancora nel curriculum universitario.

La fermentazione non significa cancro. È un processo fisiologico che viene utilizzato più spesso di quanto inizialmente ipotizzato, ovvero con ogni divisione cellulare. Trarre una diagnosi di cancro da questo sarebbe prematuro.

Non è inoltre corretto dedurre la malignità dalla morfologia cellulare a volte estremamente modificata. Più forti sono i cambiamenti, minore è la crescita possibile!

La crescita ordinata (anabolizzante) va di pari passo con l'aumento del consumo di ossigeno. A tal fine sono richiesti determinati requisiti. Secondo J. Budwig, sono gli acidi grassi insaturi come donatori di elettroni che sono caricati di fotoni solari che trasportano informazioni, insieme ai gruppi solfidrilici di alcune proteine. Ciò consente l'autossidazione e controlla l'assorbimento e l'elaborazione dell'ossigeno.

Se – come purtroppo accade oggi – i grassi trans vengono costantemente consumati, questi CSIE collassano e con essi progressivamente tutti i processi e le strutture vitali.

Se il processo anabolico di differenziazione di una cellula staminale viene promosso con successo senza lacune, lo sviluppo del cancro è escluso. A tal fine, le leggi di regolazione del metabolismo cellulare secondo il prof. dott. dott. Jürgen Schole, quale può essere utilizzato in modo coerente.

Nel frattempo, si dovrebbe anche capire che la cellula dovrebbe essere vista solo in combinazione con il suo ambiente, perché qui c'è un vivace scambio d'informazioni. La salute o la malattia di un tessuto dipende solo da questo.

2. Cancro dalla vista della Medicina Conforme alla Vita

Esiste una costellazione del cancro o può colpire chiunque? Proprio come solo una certa percentuale di persone si ammala durante un'epidemia d'influenza, questo vale in linea di principio per ogni malattia. Quelli che non appartengono al gruppo a rischio sono per lo più risparmiati. Ciò dovrebbe effettivamente valere anche per il cancro. Ma quali fattori specifici promuovono lo scoppio di questa temuta malattia? Esiste una cosiddetta "personalità cancerosa"? O è vero che il cancro è un'eccezione ad altre disposizioni nelle malattie croniche e non può essere previsto?

2.1. Il sistema di classificazione categoriale

Ciò che ci manca per la valutazione di questa domanda e per tutta la medicina in generale è un sistema di ordine che consenta affermazioni chiare e coerenti e allo stesso tempo mostri le interazioni dei diversi aspetti. Solo allora si può lavorare scientificamente con precisione, invece di affidarsi a statistiche che negano completamente l'aspetto principale di una persona, ovvero la sua individualità.

Sfortunatamente, non è noto che un tale sistema categoriale sotto forma del *cubo di Lüscher* (sec. che il professore di psicologia svizzero dott. *Max Lüscher*)esiste da oltre mezzo secolo, ma non ha ancora trovato la sua strada a causa del sistema di pensiero lineare-causale nella medicina convenzionale.

Il sistema di classificazione categoriale è compatibile con le 5 fasi di cambiamento della MTC (Medicina Cinese *Taoista*), che ne sottolinea la validità universale.

Poiché il cubo di Lüscher ha una struttura multidimensionale e bipolare, non solo obbedisce alla geometria della stanza (struttura, composizione, espansione), ma si conforma anche all'antico insegnamento dei 4 elementi (fuoco, acqua, terra, aria). Di conseguenza, tutte le influenze cui è esposta la materia si riflettono in essa. Poiché nell'antica Cina si presumevano solo 4 elementi come principi di base (non 5, come più tardi nella medicina tradizionale cinese), tutto combacia. A causa di errori di traduzione, 5 fasi di conversione sono diventate 5 elementi. Solo attraverso la riscoperta di vecchi scritti è stato possibile chiarire l'errore.

Ma sono proprio le 5 fasi del cambiamento che ci portano a intuizioni importanti, soprattutto se derivano dalla dottrina originale taoista dell'I-Ching e applicate multidimensionalmente.

Il metallo corrisponde all'elemento aria. Lì troverai il gruppo funzionale polmoni e colon con il correlato psicologico di dolore (perdita) e rassegnazione.

Respiriamo PRANA attraverso i polmoni, cibo spirituale secondo l'Ayurveda. La respirazione stessa è una funzione delle reni (!), che appartengono all'elemento acqua. L'intestino crasso non dovrebbe più contenere nulla non digerito, ma piuttosto attingere acqua (!) dalla polpa. Il sistema funzionale *metallo* (aria) polmoni / colon converte l'energia e la trasmette *all'elemento acqua* rene / vescica, motivo per cui i polmoni sono anche conosciuti come la "madre dei reni".

Queste complesse relazioni tra metallo (aria) e acqua da sole rendono facile immaginare disturbi del circuito funzionale rene / vescica.

L'assegnazione nel cubo di Lüscher dà ora luogo ad ulteriori aspetti interessanti. L'elemento aria (giallo) è variabile-ricettivo e separativo

Un tumore canceroso è un ottimo esempio d'isolamento e quindi separazione.

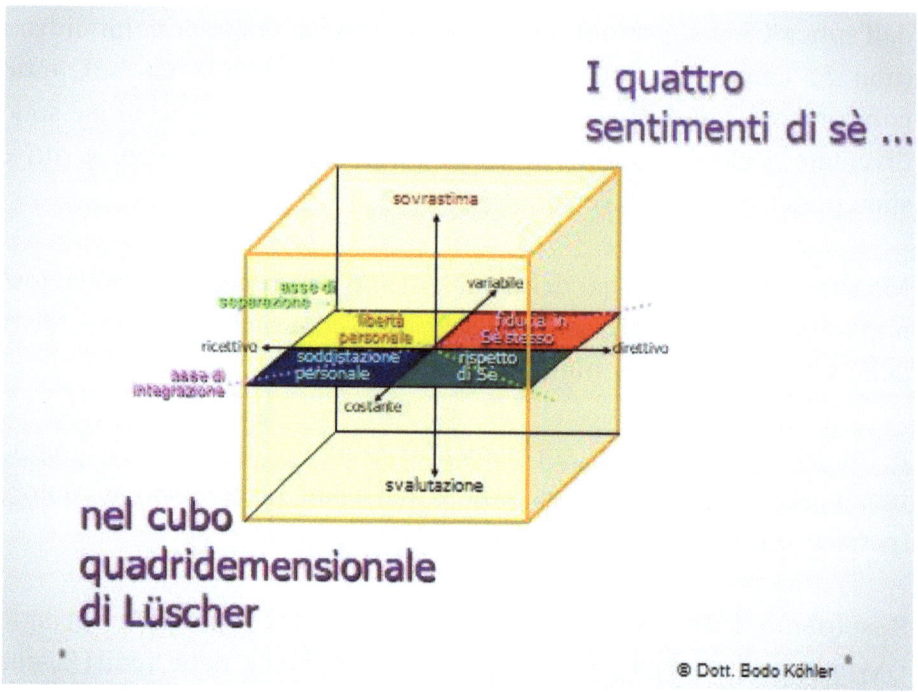

Fig.3: Il cubo di Lüscher – il sistema di classificazione categorica sec. il professore svizzero di psicologia *Max Lüscher*

L'elemento acqua è costantemente ricettivo e integrativo. L'acqua come solvente collega tutto con tutto nell'organismo e quindi garantisce la coerenza. Solo allora è possibile costruire "relazioni" tra le singole componenti e far loro acquisire "significato".

Una separazione indesiderata (perdita di relazione) deve quindi essere contrastata con la reintegrazione. Questo è uno dei compiti principali del circuito di funzione rene / vescica in connessione con il circuito di funzione cuore / intestino tenue e *3-E / circolazione* (entrambi fuoco) e quindi anche la tiroide.

Il blu e il rosso formano l'asse d'integrazione (Fig. 3).

Secondo *Max Lüscher*, l'elemento aria rappresenta "libertà personale". Se il giallo sole associato viene prevalentemente rifiutato nel test di Lüscher, questa persona si chiude e si taglia fuori da tutti i processi di rinnovamento necessari, ma anche dalle nuove relazioni che la vita porta con sé. Ciò equivale a un rifiuto di affrontare qualcosa di nuovo a causa della *paura della vita*. Ma vita e salute significano rinnovamento costante, per il quale servono impulsi e suggerimenti esterni. L'emozione positiva associata è "desiderio di qualcosa di nuovo".

Uno studio su larga scala a Zurigo ha dimostrato che oltre l'80% dei malati di cancro nel test di Lüscher aveva rifiutato il giallo come colore principale. Con la paura della vita e del futuro alle spalle, ovviamente si sta preparando la strada allo sviluppo del cancro.

Ma l'inizio è importante. Se lo sviluppo è strisciante, allora il problema psicologico della rassegnazione è più probabile del cancro. Ma se si verifica un evento improvviso, ad esempio a causa di una perdita inaspettata, combinata con uno shock, si verifica un deragliamento anabolico (a causa di un'attività catabolica insufficiente). L'asse di integrazione blu-rosso è permanentemente disturbato (rosso in carenza), che viene immediatamente percepito come una paura che minaccia l'esistenza a causa della perdita di energia (reni dell'elemento acqua).

Non troviamo gli effetti sull'asse d'integrazione blu-rosso, ma ad un angolo di 90 ° (reciproco) sull'asse di separazione giallo-verde. Poiché tutti i processi di sviluppo hanno sempre una causa reciproca, che corrisponde all'angolo retto, non è più possibile integrare, è separato (vedi Fig.1 e 3).

Attenzione! C'è solo il rischio di cancro se c'è una perdita di autenticità sull'asse di separazione nel verde (rispetto di sé) per *controllo esterno*. Ciò significa la sovrapposizione (interferenza) con informazioni esterne da altri esseri viventi, fino a includere microbi, ad esempio funghi (vedere più avanti).

Questo squilibrio sull'asse di separazione deve essere corretto sull'asse di integrazione, che può portare a richieste eccessive nel quadrante rosso (approvvigionamento energetico, calore). Ciò aumenta l'incapacità di guarire l'infiammazione (quadrante blu) nella finestra temporale specificata (1 settimana acuta + 3 settimane di convalescenza), che può essere considerata una fase precancerosa.

Questo mostra molto bene che tutti e 4 i poli interagiscono sempre tra loro e mai uno solo. Questo è il motivo per cui ogni approccio causale lineare all'uomo è caratterizzato da errori e, soprattutto quando si valutano malattie croniche, destinate al fallimento (vedi Fig. 9 pag. 82).

Il prof. *Grossarth-Maticek* (Università di Heidelberg) è stato in grado di scoprire un altro aspetto essenziale dello sviluppo della malattia attraverso un'ampia indagine sui malati di cancro (e sui pazienti con infarto), ovvero i "bisogni insoddisfatti". Questo porta ad anni di angosciosi arretrati di *sviluppo rinunciando* a cose che si sarebbe voluto vivere.

Anche qui c'è un rifiuto della vita con opportunità non sperimentate e quindi una mancanza di *nuove relazioni.* Questo rifiuto corrisponde al rosso non vissuto (asse d'integrazione) e quindi alla mancata attuazione di questi desideri soppressi. L'effetto positivo sarebbe stato un rafforzamento dell'autostima (verde), che cresce con l'esperienza.

Ma non si tratta solo delle grandi cose della vita, ma anche e soprattutto delle tante piccole necessità che si manifestano ad ogni livello – dalle cellule all'intero organismo. I singoli sistemi cercano sempre l'equilibrio perché questo consente di risparmiare energia. Le carenze possono impedirlo, così come i deficit di informazione.

Lo studio dell'Università di Heidelberg, condotto per oltre 20 anni, ha anche dimostrato che le basi dei problemi della vita si pongono nell'infanzia, principalmente attraverso i conflitti con la madre, ma anche con i conflitti del padre. *Il sentimento di profonda sicurezza*, solitamente trasmesso dalla madre, gioca qui il ruolo decisivo.

Ogni rifiuto, ogni assenza più lunga, ad esempio per malattia, o per la perdita della madre per altri motivi, ha gravi conseguenze per la vita futura.

In questo contesto, gli sciamani riportano le conseguenze di una morte violenta nelle vite precedenti, che potrebbe benissimo spiegare l'urgenza di vicinanza e sicurezza, ma soprattutto di amore. Perché dietro questo c'è ovviamente una paura profonda, per lo più completamente inconscia. Questo attiva l'amigdala (su entrambi i lati all'estremità anteriore del sistema limbico) e la sottopone a uno stress costante. In questo contesto è interessante che nelle persone autistiche si possa determinare un chiaro allargamento di questo centro della paura. Sono noti per non avere la capacità di allineare le loro azioni con i sentimenti, il che può portare ad azioni incontrollate.

Altrettanto importante è il fatto che la radiazione a microonde della radio mobile, in particolare 5G (!), a causa della lunghezza d'onda corta, risuona con i due centri dell'amigdala. Questa influenza sul centro della paura ha un effetto diretto sulle reni, sede dell'energia vitale dal punto di vista della MTC.

Questa idea "antica" è stata a lungo sostenuta dalla biofisica. L'"energia vitale" o il Chi degli antichi cinesi si chiama BIOPLASMA nella scienza. Consiste d'innumerevoli elettroni che sono caricati con fotoni portatori d'informazioni, cioè quanti di luce (vedi capitolo 1.5.1.).

Utilizzando l'esempio del cancro al seno, lo sviluppo del cancro può essere ben compreso a livello psicologico.

La genesi del cancro al seno sec. il prof. Grossarth-Maticek

- Quasi sempre un massiccio rifiuto/esperienza di separaz. dalla madre
- Una relazione continua, reciprocamente amorevole e riconoscente si rompe

- Tentare la riparazione in età adulta con un'altra persona
- Speranza a lungo termine per amore e attenzione (++ 1, parentesi)

- Dopo un'ulteriore delusione, blocca tutti i bersagli interessanti
- Esaurimento emotivo e fisico e aumento dei fattori di rischio (nutrizione, infiammaz.)

- La persona non può vivere il proprio ruolo di donna in modo attraente
- Si sperimenta nel ruolo di bambina delusa (- - 4)

- Equilibrio PIACERE <> NON-PIACERE spostato a destra

Secondo la sua teoria, l'equilibrio tra piacere e non-piacere, ma anche la negazione del piacere (autopunizione attraverso falsi sensi di colpa e non bisogni vissuti) gioca un ruolo importante.

Si possono osservare vari fattori scatenanti, che qui vengono mostrati schematicamente con diversi esempi. L'approccio per una dissoluzione deriva dalla *formazione all'autonomia* da lui sviluppata.

Polarità secondo il prof. Grossarth-Maticek
Fattori scatenanti specifici

- **Cancro al seno:** forte legame materno con rifiuto costante
  - **Scioglimento** attraverso la certezza di essere profondamente amati dalla madre nonostante tutto

- **Cancro ai testicoli:** forte legame con il padre con rifiuto costante
  - **Scioglimento** attraverso la certezza di essere profondamente amati dal padre nonostante tutto (realizzazione)

- **M. Parkinson:** paura intensa, cronicamente incontrollabile, fatalismo
  - **Risoluzione** di situazioni di conflitto che inducono paura (sistema limbico)

- **M. Alzheimer:** rifiuto svogliato e riluttante di nuove suggestioni
  - **Scioglimento** attraverso la ricerca mirata di nuove opportunità di partecipazione alla vita

- **Attacco di cuore:** la sensazione di essere impotenti esposti a un oggetto negativo
  - **Dissoluzione** attraverso la capacità appresa di prendere le distanze dall'oggetto

Tutti i risultati sono stati determinati come altamente significativi nello studio di Heidelberg e sono tratti dal libro "Medicina preventiva sinergica" ("Synergistische Präventivmedizin", vedi bibliografia).

Nel cancro ai testicoli, il rapporto padre disturbato è molto forte, ma non solo lì. Il padre rappresenta il successo (quadrante rosso del cubo di Lüscher) e spesso mette sotto pressione i figli (meno spesso le figlie). Questo porta a uno stress permanente con tutte le conseguenze negative.

La seguente valutazione dei fattori che promuovono il cancro deriva dal libro sopra (citazione):
"Una persona si sforza per un oggetto con il più alto livello di attività emotiva (ad esempio vicinanza e riconoscimento di una persona, un certo raggiungimento di un obiettivo nella vita professionale), ma

sperimenta ripetutamente che l'oggetto alla fine non è più raggiungibile. Tuttavia, la persona non è in grado di prendere le distanze dall'oggetto, il che porta a disperazione interiore, esaurimento emotivo e fisico, esperienze negative, disperazione interiore, ecc. Questo stato è solitamente coperto dall'adattamento e dall'altruismo.

C'è una sofferenza incapsulata internamente nell'isolamento, che non può più essere ridotta dal comportamento o convertita in piacere." (Fine della citazione)

Tuttavia, non deve essere trascurato un punto cruciale, che è stato chiaramente mostrato nei risultati di Heidelberg: Il cancro (come qualsiasi altra malattia) non è mai mono causale, ma sempre il risultato di *tutte* le interazioni a cui una persona è esposta.

Gli esempi qui elencati devono quindi essere correlati al contesto, alla costituzione fisica (es. campii di infiammazione), allo stile di vita, ecc. Ciò dà luogo a indicazioni, cioè *probabilità*, che devono essere ulteriormente supportate dalla diagnosi.

Se le persone a rischio hanno un buon *clima familiare e/o lavorativo*, vengono compensate diverse influenze negative. Questi due fattori apparentemente giocano un ruolo decisivo, perché qui gioca l'aspetto *dell'amore e dell'affetto*.

Tuttavia, se la *paura* di una malattia è in primo piano, il rischio può aumentare di un fattore 10. Questo potrebbe essere mostrato nei fumatori che avevano paura del cancro.

La salute richiede (secondo il prof. dott. *Jürgen Schole*) una costante capacità di cambiare e adattarsi, il che non è il caso nelle condizioni di una giostra del pensiero.

Un altro scienziato la mette così:

Prof. dott. Richard Davidson (Neuroscienziato Università del Wisconsin-Madison)
4 reti neurali controllano il nostro benessere:

1. La capacità di mantenere stati positivi
   ➢ Ciò richiede amore e compassione
2. La capacità di concentrarsi e tenere lontano il pensiero negat.
   ➢ Le tecniche di meditazione e le preghiere sono utili per questo
3. La capacità di essere generosi
   ➢ Questo si impara meglio prendendosi cura degli altri
4. la capacità di riprendersi dagli stati negativi
   ➢ Ciò richiede un occhio aperto a nuove possibilità

Queste 4 reti funzionano indipendentemente l'una dall'altra. I singoli punti corrispondono ai 4 quadranti del cubo di Lüscher. Ognuno di essi non solo mostra possibili disturbi, ma è anche un approccio causale alla terapia.

Secondo il prof. dott. *Franz Ruppert*, il bisogno fondamentale di ogni essere umano è **vivere, amare ed essere amato.**

A questo livello si tratta sempre del tutto. Nel momento in cui l'odio cieco e distruttivo si trasforma in amore profondo (ad esempio contro i genitori o il partner), le guarigioni spontanee sono tangibili.

2.2. Coerenza collettiva

Un altro aspetto non deve essere trascurato, anche se non è ancora scientificamente noto: la vita è inconcepibile se non siamo costituiti da *cellule molto intelligenti e autoregolanti*, a causa dello stretto intreccio della nostra anima controllante con le strutture materiali del nostro corpo. Le cellule si vedono come parte integrante della comunità dello stato cellulare e si sottomettono alla nostra volontà. Ciò consente la *coerenza collettiva*. Questa intelligenza è un'espressione dell'entanglement con lo spazio quantistico (spirito), da cui sono controllati tutti i processi vitali, per cui il DNA (risonatore a cavità) ha la funzione di convertitore d'informazioni.

Costruire *relazioni* per provare *possibilità* selezionate dal potenziale incommensurabile del campo quantistico (campo di punto zero, mente) attraverso le *emozioni* sono uno dei requisiti fondamentali per la vita.

2.3. Campo quantistico del pensiero

Tutti gli eventi hanno la loro origine nel campo quantistico (spirito), ma anche tutte le esperienze fatte con essi sono memorizzate lì (cfr. Campo morfogenetico secondo *Rupert Sheldrake*). Come nel Cap. 1.5.1. eseguiti, i quanti di luce che circolano negli anelli di fotoni forniscono una memoria universale per tutti gli eventi, ma anche molto precedenti ed esperienze.

Questo fatto è significativo perché la forza degli eventi ha fatto sì che molti malati di cancro a un certo punto decidessero di morire. Se queste informazioni sulla morte non vengono trasformate attivamente in seguito, continuano ad avere un effetto ininterrotto, anche se questa persona da tempo si è riorganizzata, si è sistemata di nuovo e molto tempo fa ha dimenticato l'evento. A quel tempo l'entanglement con le informazioni originali nello spazio quantistico era "contaminato" da costrutti mentali stressanti (vedi Fig. 2 pagina 23).

Il benessere e la soddisfazione non indicano che una bomba a orologeria non sta dormendo nel profondo. Non è raro che questo venga mostrato nel test di Lüscher molti anni dopo. Ma indipendentemente da ciò, si può postulare che un tal evento non elaborato con un **desiderio di morte** sia memorizzato in moltissimi malati di cancro.

Secondo gli autori olandesi, si tratta di componenti di personalità scisse (come campi di interferenza) che sviluppano le proprie dinamiche come entità (Egregore), fino alla loro materializzazione come tumore. Ciò corrisponde al punto di vista degli sciamani, cui purtroppo viene erroneamente negato il riconoscimento come "uomini di medicina".

"Il cancro non è altro che una struttura materializzato di campo quantistico del pensiero ". Prof. dott. Jules Muheim

Nel test Kinesiologico, questo stress inconscio può portare al risultato che il paziente interessato preferirebbe (non consapevolmente) ammalarsi piuttosto che guarire. È necessaria una discussione intensa qui.

Il già citato sociologo di Heidelberg prof. *R. Grosshardt-Maticek* scrive nel suo libro "Medicina preventiva sinergica" capitolo 7 a pagina 50 testualmente (inizio della citazione):
"In quanto sistema di interazione estremamente complesso, l'organismo umano sviluppa un numero enorme di bisogni a vari livelli biologici, psicologici e sociali (ad esempio per ridurre al minimo la tensione costante tra lo stato effettivo e quello target).
Partiamo dal presupposto che l'obiettivo di un individuo sociopsicobiologico è quello di raggiungere il *massimo livello di soddisfazione dei bisogni interattive che porta al piacere e al benessere (in diversi sistemi)*, in modo che alla fine il benessere possa essere

sperimentato. L'organismo tenta inoltre ripetutamente di rimuovere o aggirare le fonti che, in modo acuto oa lungo termine, portano ad inibizioni nella soddisfazione dei bisogni.

Il sistema nervoso centrale registra sistematicamente le fonti di dispiacere e piacere e si basa in particolare sulle informazioni memo-rizzate emotivamente e cognitivamente (ad esempio nel sistema limbico). *Le qualità di piacere sperimentate come le più alte nella storia di vita individuale vengono attivate ripetutamente* (dalla memoria) e si tenta di ripeterle o di ripristinarle in modo simile (ad esempio con oggetti simili o associati in modo simile, il piacere originariamente forte reazioni hanno provocato). Allo stesso modo, le fonti del più grande dispiacere sono immagazzinate nella memoria, per cui qui si cerca di evitarle in futuro.

- . -

È quindi di importanza centrale per la risoluzione dei problemi di ogni tipo quale sistema di comunicazione le persone utilizzino per tendere e raggiungere il piacere, il benessere, la sicurezza e lo sviluppo e in cui si verifichino i blocchi dei sistemi." (Fine delle virgolette, corsivo secondo l'originale).

Ora sappiamo che fino al 40% dei tumori al seno femminile regredisce spontaneamente senza che il paziente se ne accorga e senza la terapia appropriata.

Da un punto di vista della fisica quantistica, l'ignoranza è il modo migliore per lasciar andare le cose. Perché la realtà nasce solo quando diamo un *significato* agli eventi.
Da ciò si può derivare una strategia mirata, attraverso la seguente legge fondamentale

La fede crea la realtà, il dubbio la cancella.

Se un giorno si dovesse effettivamente fare una diagnosi di cancro, è permesso questo non è affatto creduto immediatamente, ma dovrebbe essere immediatamente messo in dubbio. Perché in realtà ci sono moltissime ragioni per mettere in dubbio una dichiarazione così seria. I risultati sono spesso errati o contraddittori.

Chi è in grado di rifiutare con decisione il tema del cancro – non per ignoranza, ma per profonda convinzione interiore – non ha bisogno di ammalarsi. Oppure ha le migliori possibilità di guarigione (spontanea)!

In tali casi, tuttavia, un cambiamento di milieu positivo è spesso avvenuto del tutto inosservato (l'influenza esterna è scongiurata!), perché la progressione della malattia dipende principalmente dalle condizioni ambientali – interne ed esterne (contesto).

Chi non riceve sostegno in casa o tra amici, ma continua ad essere esposto a influenze negative che "avvelenano l'atmosfera" ha una sola possibilità: uscire da ciò che lo circonda.

2.4. Contesto

Chiunque abbia stabilito una relazione con qualcuno o qualcosa, ad esempio una cosa importante (!), rimane connesso a questa persona / cosa attraverso l'entanglement anche se si è verificata una separazione spaziale – volontariamente o involontariamente attraverso la *perdita*. Alcune parti di una persona continuano quindi a risuonare con il "partner" mancante (anche oltre la morte), motivo per cui una perdita viene vissuta come non più "essere guarita" o anche direttamente come un'influenza esterna e ha acquisito "significato".

51

La porzione mancante ha, per così dire, creato un "disgusto" e "strappato" un pezzo della totalità dell'essere umano. Questa "fuga" può essere occupata da entità straniere, ed è qui che risiede il vero pericolo.

"Fuga" significa la perdita di bioplasma e con essa innumerevoli elettroni di essenza positiva. Un'immagine di due alberi in piedi vicini può essere utilizzata come confronto. Finché entrambi stanno bene, formano un'unità bella e armoniosa. Se un giorno manca un albero – qualunque cosa – si è formato un brutto varco, al lato del quale mancano i rami e l'imperfezione, il "disastro" diventa visibile.

Un albero può cambiare molto producendo nuovi germogli a questo punto e compensando così la perdita. Ma cosa fa una persona in una situazione paragonabile? Simbolicamente, sarebbe opportuno seguire le leggi della natura e anche sviluppare nuove "pulsioni", avviare cose nuove, allacciare nuovi contatti (aspetto giallo). Prima di ciò, tuttavia, la perdita dovrebbe essere neutralizzata attraverso l'accettazione, la comprensione, il perdono e la trasformazione.

La relazione più importante che dovrebbe essere stabilita è con te stesso e allo stesso tempo (!) con tutta la creazione. È importante *sentirsi* parte della creazione. C'è un termine per questa relazione che purtroppo è diventata troppo banale: AMORE.

L'amore è la forza unificata che tiene insieme tutto e quindi consente in primo luogo l'unità necessaria di un organismo.

È qui che dovrebbe iniziare la ricerca scientifica per scoprire che tipo di energia rappresenta realmente l'amore.

Con un'adeguata espansione della coscienza, ogni persona può compensare i deficit come un albero e tornare all'armonia (= salute, guarigione).

Ma attenzione: la compensazione non dovrebbe in alcun modo essere inteso come una soddisfazione sostitutiva. Solo ciò che è autentico dovrebbe essere costruito consapevolmente, niente di estraneo dovrebbe avere accesso.

In definitiva, un tumore non è altro che una discarica di influenze esterne non trattate (vedi sopra). Questo "accumulo" avvelena l'ambiente delle cellule nelle immediate vicinanze, come prerequisito per un'altra diffusione del tumore. Quale tessuto è interessato per primo è mostrato nel sistema delle 5 fasi di cambiamento della Medicina Cinese Taoista MTC, tenendo conto del correlato psicologico, che chiude il cerchio.

Da questo punto di vista, ha senso intendere il cancro come una caduta dal proprio destino spirituale, che rende insignificante la vita sulla terra.

In sintesi, si può affermare: Una persona che ha una costellazione del cancro ha spesso le seguenti caratteristiche:

➢ Relazione madre e/o padre disturbata
➢ Cadere dal proprio destino spirituale, che rende la vita sulla terra priva di significato
➢ Scopo e senso della vita non riconosciuti
➢ Perdita di gioia nella vita, con sensazione d'inferiorità
➢ Bisogni animi non vissuti, adattati, determinati dall'esterno
➢ Precedente esperienza di shock dovuto a un'inaspettata perdita di relazione

➤ Bisogni animi non vissuti, adattati, determinati dall'esterno
➤ Decisione di morire repressa, non ritirata.
➤ Conflitto permanente, riluttanza a ripensare
➤ Capacità perduta di amare, perdonare, dimenticare
➤ Ambiente esterno (famiglia, luogo di lavoro) che preserva o rafforza la situazione (contesto)

2.5. Importanza come aspetto della coscienza

Di conseguenza, il *significato* della vita è cambiato. Solo quella diventa realtà per noi cui diamo importanza. Questo termine ha una portata quasi inconcepibile. Determina la nostra vita come nessun altro e risulta dalle emozioni con cui controlliamo le nostre intenzioni. Dando **significato** a qualcosa, la riflessione crea un'onda stazionaria che apre una linea temporale. La "cosa" è quindi un fatto ed è diventata una realtà personale.

Il primo passo verso la guarigione è prendere coscienza di queste connessioni e comprendere la necessità indispensabile di una trasformazione, in tutte le aree qui menzionate.

Solo quando il paziente dà ai processi *vitali* il significato necessario per la guarigione e costruisce relazioni d'amore, nuove e sostenute (non da ultimo con se stesso!) può diventare sano. Si tratta della coesione interiore di tutti (!) i componenti nel senso di una *"vita"* di azione comunitaria. Uno per tutti, tutti per uno, con gioia e vigore. La fisica chiama questa coerenza. Possiamo percepirlo come un *senso di comunità,* che porta a una profonda sicurezza e fiducia.

Ciò che s'intende qui non è solo la coesione delle nostre cellule, ma anche il rapporto personale con l'intera creazione e con Dio.

2.6. Considerazioni terapeutiche

In Medicina Conforme alla Vita, MCV, procede secondo la legge 3 + 1. Il compito principale è tornare alla struttura autentica attraverso la reintegrazione degli aspetti rifiutati e non trasformati (conflitto inceppato). Corrispondono alla parte di tessuto scissa: il tumore. Il rifiuto significa privazione dell'amore!

Per questo motivo l'aspetto giallo non vissuto (apertura a cose nuove) viene potenziato terapeuticamente utilizzando l'elemento integrativo acqua (aspetto blu), che collega tutto, con le sue diverse proprietà per aiutare sulla zona tumorale. In questo modo viene ripristinato l'equilibrio sull'asse di integrazione in modo che possa svolgere correttamente il proprio lavoro (confronta Fig. 1 e 3). Ciò migliora la capacità (disturbata) di risuonare (amore!) con le informazioni originali, il progetto memorizzato nel DNA (questo è il posto nello spazio quantistico!), oppure può essere ripristinato.

Tuttavia, non è l'elemento acqua, la causa dello squilibrio nel cancro, ma il fuoco! Giustamente gli antichi cinesi parlavano di "malattia di freddo". Se il fuoco della vita brucia troppo debolmente, se smettiamo di bruciare per nuove idee, le cellule perdono il senso di mantenere l'alto grado di coerenza (con molto sforzo), e inizia il circolo vizioso sopra descritto.

La riproduzione è lo stimolo più forte per la quale viene messa a disposizione molta energia (elemento fuoco). Non sorprende quindi che il sesso regolare protegga dal cancro al seno e alla prostata.

Con i dispositivi della Terapia dell'Informazione Biofisica TIB, l'area tumorale viene trattata direttamente e in aggiunta il circolo funzionale intestino crasso / polmoni (quadrante giallo) con tutte le informazioni appartenenti al quadrante blu (elemento acqua). Tramite l'applicazione campo magnetico / onda scalare, non solo gli organi sono inclusi localmente, ma anche i meridiani.

Ogni processo di guarigione è controllato dal cervello, che dovrebbe essere preso in considerazione. L'apparecchio per la terapia di rigenerazione della matrice MRT 503 è stato sviluppato appositamente per la terapia di biofeedback necessaria, con la quale la matrice viene contemporaneamente pulita in profondità e l'ambiente cellulare viene ripulito. Ma il biofeedback è anche facilmente possibile con Equalizer EQ 103 (Cap. 5.6. p. 116).

Tuttavia, questo non significa che ogni malato di cancro (causale lineare) sia trattato con la stessa terapia. Al contrario: l'individualità viene presa in considerazione sotto ogni aspetto. 3 + 1 significa che l'aspetto dell'elemento acqua è sempre più utilizzata per la terapia, con simultanea (!) considerazione degli altri 3 elementi.

Per quanto riguarda le 4 autostimi sec. *Max Lüscher* (vedi Fig. 3 p. 40) la "soddisfazione personale" va appresa e vissuta, ma in interazione con "fiducia in sé stesso" (rosso), "rispetto di Sé" (verde) e "libertà personale" (giallo).

Per quanto riguarda il metabolismo cellulare, STH (ormone della crescita, blu) deve essere attivato nella regione del tumore, ma allo stesso tempo deve essere prestata attenzione alla normale funzione della ghiandola surrenale (cortisolo, giallo), della tiroide (tiroxina, rossa) e peptidi anabolici (verde, vedi Fig. 1 pagina 16). Ciò avviene automaticamente come parte del trattamento ZMR / Vortex, ma è comunque supportato da sequenze di movimento ritmico, restrizione dei carboidrati e riduzione dello stress psicologico permanente.

Per quanto riguarda i neuromodulatori, ZMR / Vortex attiva la serotonina (blu), ma allo stesso tempo dopamina, acetilcolina e noradrenalina / adrenalina. Ciò avviene automaticamente utilizzando le informazioni memorizzate in forma analogica, in conformità con la misurazione permanente in tempo reale nel dispositivo.

Secondo questo principio a 4 poli, a cui sono soggette tutte le funzioni del corpo, ulteriori opzioni terapeutiche collaudate possono essere ricercate e modificate di conseguenza e utilizzate in aggiunta (Cap. 4.7. pagina 97). Se la selezione mostra che un mezzo o un metodo contiene solo uno dei 4 aspetti, gli altri tre aspetti dovrebbero essere aggiunti o, se non possibile, rimossi.

Niente è peggio che stabilire nuovi blocchi con terapie unilaterali.

Particolare attenzione dovrebbe essere posta anche alla struttura **dell'ambiente intestinale** sotto appropriati controlli delle feci, poiché questo non solo supporta il sistema immunitario, ma anche il necessario processo digestivo (trasformazione della causa della perdita). Naturalmente, ci sono anche interazioni a 4 poli qui, che dovrebbero essere osservate.

In quest'area ricade anche il cambiamento assolutamente necessario nella dieta, perché ha un effetto duraturo sull'ambiente interno. Non solo la restrizione dei carboidrati dovrebbe essere menzionata qui, ma anche l'apporto proteico garantito, secondo il gruppo sanguigno vegetariano o animale (A versus 0). Una mancanza di proteine con ingresso simultaneo di carboidrati ostacola notevolmente la guarigione. Tutto dipende dai giusti Ω-oli (legge 3 + 1) e i grassi trans devono essere evitati (Cap. 1.3.2.).

Questi approcci terapeutici sono descritti in dettaglio più avanti e intendono solo dimostrare il principio che il cancro può essere trattato adeguatamente e in modo causale. I 6 punti sopra indicano la direzione. Dal prossimo capitolo saranno incorporate ulteriori conoscenze che possono completare la nuova comprensione di questa malattia.

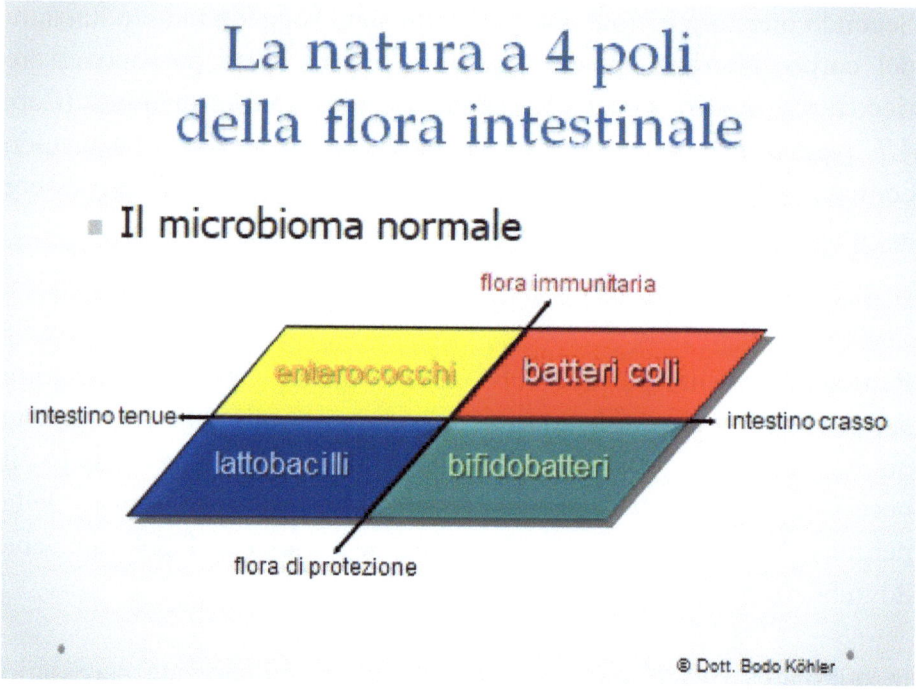

Fig.4: Bipolarità dei simbionti intestinali

Solo chi ha veramente capito cosa significa realmente VITA: costruire una relazione armoniosa e amorevole con se stessi e con tutta la creazione, iniziando un sentimento di connessione con tutto l'ESSERE attraverso il servizio, inoltre, prontezza per il cambiamento continuo, trascendenza di tutto ciò che è stato sperimentato, mai fermarsi, essere sempre pronta per il cambiamento, con profonda fiducia nel funzionamento delle leggi superiori. Chi dà questo significato alla sua vita, innesca in se stesso i necessari processi di guarigione, o non si troverà nemmeno nella posizione di una grave malattia.

La misura del fatto che camminiamo o no sul nostro cammino nella vita è la gioia che proviamo in tutto ciò che facciamo.

E ancora: cambiamento e cambiamento costanti significano costruire costantemente nuove relazioni e provare le possibilità che ci vengono offerte ogni giorno di nuovo. Il ristagno avviene solo per rifiuto (respinto giallo). Quindi l'entanglement essenziale con lo spazio quantistico (spirito) "si allenta", per cui le informazioni importanti vengono perse.

Ciò avviene anche attraverso l'accumulo di contenuti non correlati (determinazione esterna) e sostanze. La rigenerazione è quindi spesso solo parzialmente possibile, viene eseguita in modo errato o porta a crescite incontrollate. Qui torniamo al punto di partenza.

Risultati
"La salute è la capacità di adattarsi il più rapidamente possibile alle mutevoli condizioni ambientali". Questo teorema di J. Schole presuppone una buona regolazione, cioè del metabolismo cellulare in relazione all'equilibrio acido-base. Se occorre una malattia cronica, la normale reazione di difesa acuta ha provocato un blocco normativo. Le ragioni dell'emergere di questi campi di interferenza sono eventi non elaborati che sono stati percepiti come una minaccia e hanno creato paura. Ciò contamina i fotoni che trasportano le informazioni sulla vita, il che ha un effetto negativo sulla struttura dei tessuti, fino allo sviluppo del cancro compreso.

È sempre così e si arriva al punto. Ciò che questo non risponde ancora, tuttavia, costituisce il lavoro principale in una pratica conforme alla vita, vale a dire il PERCHÉ.

La vita si basa su una trasformazione costante. Qualsiasi tipo di fermata può essere fatale. La vita s'interroga costantemente. Ciò che si sta costruendo potrebbe dover essere nuovamente sciolto nel momento successivo. "La vita è autodistruzione permanente".

La questione della causa può quindi essere in qualche modo ristretta: chi o cosa si sta aggrappando al passato? Perché è di questo che si tratta. Tutto ciò che rimane e non viene elaborato è nel passato.

Il prossimo aspetto è di fisica quantistica. La messa è solo una piccolissima parte di noi. Siamo costituiti principalmente da campi, e questi sono formati e influenzati dalla nostra coscienza, perché solo questa è in grado di rilasciare l'energia necessaria per la formazione della struttura.

Ogni evento importante presenta una sfida che deve essere affrontata e eseguita immediatamente. Riguarda l'adattabilità "rapida". L'elaborazione non può aver luogo se l'evento ci ha completamente sorpreso e ci ha causato uno shock. Poi gira incessantemente nei nostri pensieri e s'imprime sui nostri campi. Da lì viene richiamato più e più volte, principalmente attraverso situazioni simili e ci riporta letteralmente nel passato come un pugno. Il nostro focus è su di esso, e non siamo liberi e aperti a nuove esperienze (giallo nel cubo Lüscher) cui possiamo reagire spensieratamente.

Questa contaminazione dei nostri campi in assenza di trasformazione può arrivare al punto che il cancro si sviluppa. Il tumore deve essere inteso come una discarica manifestata dei nostri pensieri che girano costantemente, come informazione esterna. Secondo la MTC (5 fasi di cambiamento), può essere assegnato a problemi psicologici specifici.

La guarigione può essere raggiunta solo se queste connessioni portano a un cambiamento nella coscienza e una trasformazione attiva può avvenire attraverso il paziente affetto. Su questa base, la guarigione spontanea occorre ancora e ancora (una su 10.000). La chiave per questo è allontanarsi completamente dalla malattia, che può affondarla nell'insignificanza, rivolgendosi a nuovi compiti e obiettivi.

La cosa speciale è che i malati di cancro guariti si sentivano completamente d'accordo (!) con il fatto che moriranno a breve. Questo è stato il caso di tutte le guarigioni spontanee ed è la chiave cruciale. Perché?

"Morire" significa la dissoluzione di tutto ciò che è e di ciò che era. Allo stesso tempo è l'inizio di un ritorno alla nostra origine, vale a dire il mondo spirituale. Questo volgersi a Dio si chiama RELIGIO, ma è raggiunto solo da pochi durante la loro vita. Ma di fronte alla morte tutto ciò che è materiale, può diventare del tutto irrilevante, conta solo lo spirituale.

Coloro che giungono presto a questa conoscenza fondamentale non soffrono di bisogno di malattie gravi per imparare da esse, ma possono condurre una vita piena e spensierata nella coscienza di Dio.

3. Nuove conoscenze garantite sullo sviluppo del cancro

Quasi 100 anni fa, il gruppo di lavoro guidato dal prof. dott. *Seyfarth* presso la Berlin-Buch Clinic ha trovato *funghi* in tutte le (!) metastasi di vari tipi di cancro, a volte anche nel tumore primario.

Un po'prima, il prof. dott. *Friedrich Bösser* ad Hannover ha ipotizzato un mezzo tossico liquido che precede lo sviluppo del cancro.

Entrambi gli approcci hanno in comune che l'ambiente delle cellule deve essere avvelenato, senza il quale il cancro non può svilupparsi.

La cellula cancerosa stessa nasce in un ambiente alcalino e rimane alcalino per la vita. Tuttavia, crea gradualmente un ambiente molto acido attraverso il suo metabolismo di fermentazione. Ciò ha portato all'errore che il cancro si sarebbe sviluppato in un ambiente acido.

3.1 Dinamica metabolica

Dott. *Wolfgang Zöch* di Krems (Austria) si è preso la briga e ha lavorato su vecchie pubblicazioni. I risultati della ricerca sono qui riprodotti in estratti (per gentile concessione).

Tutte le cellule hanno 4 modi diversi per ottenere energia

- ➢ Glicolisi aerobica
- ➢ Glicolisi anaerobica
- ➢ Fosforilazione ossidativa
- ➢ Chemolitotrofia anaerobica (energia da composti organici, ad esempio H_2S). Vengono metabolizzate sostanze come glutammina, palmitato, oleato, ecc.

Nel complesso, c'è un estremo potenziale di adattamento. Le celle sono molto più flessibili nel generare energia di quanto si pensasse inizialmente.

Le cellule epiteliali stimolano la glicolisi nei fibroblasti vicini. Il lattato / piruvato aumenta la loro fosforilazione mitocondriale. La resa di ATP è quindi significativamente più alta (effetto *Warburg* inverso).

La glicolisi e la chemolitotrofia causano alti livelli di acidità. L'interno della cellula cancerosa, tuttavia, richiede una **calibrazione di base** di alcalino. Rimuove H_2 dalla cellula e porta il bicarbonato nella cellula. H_2CO_3 è prodotto dall'anidrasi.

Attenzione: *Senza anidrasi carbonica*, la cellula morirebbe d'intossicazione! Assicura la loro sopravvivenza.

Le cellule germinali migrano attraverso l'embrione dalla fine della 3a settimana. Solo il 30% circa raggiunge la linea di germinazione, il "resto" viene distribuito. Successivamente, queste sono le **cellule staminali adulte** sulle membrane basali. Si divide 10-15 volte e si differenziano in cellule d'organo.

Attenzione: le cellule differenziate non sono in grado di dividersi!

La lunghezza dei telomeri alla nascita è di circa 10.000 paia di basi. Con ogni divisione diventano più corte. A 4000 si raggiunge il cosiddetto **limite di Hayflick**. Il limite è mostrato dall'invecchiamento esterno di circa 40 anni. Una delicata stimolazione immunitaria contrasta questo fenomeno (es. sole).

Il rischio di cancro aumenta con la diminuzione della lunghezza dei telomeri. Se una cella raggiunge il limite durante la divisione, si ferma. Rimane come una **cellula non completamente differenziata**. Se colpisce molte cellule, il risultato è un tessuto inferiore, ad es. Leucoplachia, polipi a base larga, cisti o anaplasie.

Di conseguenza, accade sempre prima. Viene creato il *tessuto embrionale.* La diminuzione del grado di differenziazione è chiamata *ri-fetalizzazione.* Questo può arrivare fino alla cellula del *trofoblasto embrionale.* Ciò corrisponde a una cellula staminale tumorale. C'è una serie modificata di cromosomi.

Attenzione: la chemioterapia promuove e accelera questo processo!

Al *limite di Hayflick,* la cellula staminale diventa apoptotica (ottimale), o diventa rigido con l'età, cioè passivo senza divisione (freddo → ↓ATP). In questa *senescenza replicativa* produce infiammatori. L'infiammazione risultante promuove il cancro.

Il cancro può derivare da cellule staminali ri-fetalizzate adulte.

Lo sviluppo di un tumore canceroso può essere inteso come conseguenza di una differenziazione disturbata e incompleta!

Ma anche la rigenerazione cellulare inizia qui. Ogni rinnovo corrisponde a un'embriogenesi parziale. Solo *l'ambiente* delle cellule fa la differenza!

I depositi di metalli pesanti e freddo esterno ed interno sono le condizioni ideali per la crescita dei funghi. I funghi sono stati trovati nei tumori e nelle metastasi al 99%. Isolano le cellule e quindi impediscono il necessario scambio d'informazioni con l'ambiente. Questo innesca i riflessi di sopravvivenza nella cellula senescente *isolata.*

Si forma un germe nutriente (trofoblasto). La cellula senescente si trasforma in cellula staminali tumorali.

3.2. Funghi (fonte Wikipedia)

"I funghi non possono foto sintetizzare. Si nutrono ingerendo sostanze organiche. Li assorbono in forma disciolta dall'ambiente. I funghi sono più strettamente legati agli animali che alle piante. Ci sono protozoi con molti nuclei (sincizio).

I funghi sono gli esseri viventi più antichi del mondo. Si diffondono molto rapidamente. Le ife dei funghi (nel terreno) sono *immortali*. I funghi possono assumere forme diverse negli esseri umani. Alcuni tipi contengono cure per il cancro (Lentinan, Krestin).

I funghi hanno un metabolismo anaerobico ed emettono CO_2. Il micelio (rete) può diventare forme dure e permanenti. Il loro modo di vivere è *parassitario, corrosivo o simbiotico.*

Non tutti i parassiti uccidono il proprio ospite. I parassiti deboli attaccano solo gli ospiti precedentemente danneggiati. Esempi sono il mai-take, ambito come fungo medicinale, e il Reishi. I baffi del riccio sono più rari ma importanti in medicina.

Il Chaga o Schillerporling ha un forte potere curativo. Appartiene ai Porlinge. La spugna sonaglio ha anche poteri curativi."

Altre osservazioni di dott. W. Zöch:

La cellula staminale del cancro rinforzata il suo programma glicolitico e produce grandi quantità di acido lattico (che aiuta i funghi). L'anidrasi carbonico viene aumentata al massimo: $CO_2 + H_2O \rightarrow H_2CO_3$.

I telomeri si accorciano al minimo. A causa della minaccia di morte cellulare, viene rilasciata un'enorme quantità di telomerasi.

C'è molto da suggerire che i tumori cancerosi siano la schiavitù di cellule staminali adulte senescenti da parte dei funghi!

Le cellule staminali tumorali sono cellule germinali primordiali emigrate che improvvisamente emulano le loro cellule gemelle nelle gonadi. Un carcinoma è un trofoblasto "partenogenetico" (generazione vergine).

Secondo *F. Bösser*, ogni infezione – ma anche il cancro – necessita di un "acceleratore di fuoco". *Funghi e altri veleni* sono, secondo lui, l'anello mancante sconosciuto. Gli *alcaloidi tossici* trasformano *l'ambiente* ostile alla vita. Le cellule danneggiate vogliono sfondare la crescita. La *perdita di controllo del cervello* dovuta alla mancanza di fibre nervose afferenti è essenziale per la comprensione!

La *congestione linfatica* locale e la *stasi del sangue* (dovute anche a insufficienza cardiaca) ha un effetto benefico. L'edema parainfiammatorio intensifica questo effetto. Il siero fungino tossico è in continua evoluzione (anche secondo il prof. *Enderlein*). I batteri e i virus devono essere intesi come stadi intermedi. I batteri tubercolari possono, ad esempio, trasformarsi in funghi raggio. *La tubercolosi può scatenare la leucemia!*

3.2.1. Veleni di funghi (fonte Wikipedia)
Le micotossine includono
- ➢ Aflatossine
- ➢ Tossine di alternaria
  - o Alternariol (AOH)
  - o Alternariol monometil etere (AME)
  - o Altenuen e acido tenuazonico
- ➢ Fusarium tossine
  - o Tricoteceni
    - ▪ Deossinivalenolo (DON)
    - ▪ Nivalenolo

66

- Tossina T-2
  - o Zearalenone
  - o Fumonisine
    - Ocratossine (Aspergillus, Penicillium)
- ➤ Alcaloidi dell'ergot (alcaloidi dell'ergot)

3.2.1.1. Alcaloidi (fonte Wikipedia)

- ➤ Alcaloidi dell'ergot: es. secale cornut., ergotamina, ergometrina
- ➤ Alcaloidi curari: ad es. toxiferina, tubocurarina, alcuronio
- ➤ Oppiacei: ad es. morfina, codeina, tebaina, papaverina, nosca-pina, criptopina
- ➤ Alcaloidi della vinca: ad es. vincristina, vinblastina
- ➤ Alcaloidi della lobelia: ad es. lobelina, lelobanid., lobelanidina
- ➤ Alcaloidi dello strychnos: ad es. akuammicina, brucina, stricn.
- ➤ Catharanthus alcaloidi: es. catharanthine, vindoline
- ➤ Alcaloidi delle amaryllidaceae: es. licorina, galantamina
- ➤ Dendrobati alcaloidi: ad es. istrionicotossina, pumiliotossina
- ➤ Alcaloidi del lupino: ad es. lupinina, lupanina, sparteina
- ➤ Alcaloidi cinesi: es. chinino, chinidina
- ➤ Alcaloidi della coca: ad e

Esempio di alcaloide

Colesterolo

L'epigallocatechina può essere utilizzata come antidoto (estratto di tè verde), compreso il tannino.

È ovvio che molti degli *alcaloidi* sono steroidi e possono assomigliare al colesterolo. Questo li rende risonatori in cavità per i fotoni (immagazzinamento) e possono sviluppare effetti ormonali dirompenti. Altri possono avere un effetto positivo, ad esempio il chinino.

3.2.1.2. Effetto (fonte Wikipedia)

➢ *Le micotossine* possono avere effetti tossici su esseri umani e animali anche a basse concentrazioni.
➢ In particolare, le micotossine
    o vere un effetto cancerogeno
    o danneggiare il sistema nervoso centrale (neurotossico)
    o danneggiare il sistema immunitario (immunosoppressore)
    o danneggiare il materiale genetico (mutageno)
    o danneggiare il frutto dell'utero (effetto teratogeno)
    o causare danni agli organi (ad es. fegato o reni) (avere un effetto epatotossico o nefrotossico)
➢ Causare danni alla pelle e alle mucose (dall'irritazione della pelle alla necrosi) al contatto,
➢ Inibire o avviare processi metabolici enzimatici
➢ Scatenare reazioni allergiche,
➢ Causare disturbi della fertilità attraverso *effetti ormonali.*

3.3. Coccidia (fonte Wikipedia)

In una cellula ospite, solitamente nel tratto gastrointestinale, nel sangue, nel fegato o nelle reni, eseguono una riproduzione asessuata sotto forma di schizogonia / merogonia (scissione) attraverso più divisioni nucleari e quindi distruggono la cellula.

Ciascuno delle cosiddette merozoiti (fino a 100 da una cellula madre) infetta quindi una nuova cellula e il processo viene ripetuto.

La forma di divisione dipende dal parassita: *Toxoplasma gondii* si divide in una forma chiamata endogenesi, mentre Eimeria ha uno schema di divisione schizogonia / merogonia.

In *Sarcocystis* il modello di divisione è chiamato endopoligonia." (Secondo il prof. *Adamkiewicz*, sono la causa del colon carcinoma.)

I microbi sono in grado di cambiare la nostra personalità e influenzare le nostre azioni!

Wikipedia: "Il numero di riproduzioni asessuate è specifico per ogni specie di coccidi. Dopo la fase asessuata della riproduzione (schizogonia), si formano le cellule sessuali (gametogonia), cioè grandi macrogameti ricchi di plasma e piccoli microgameti flagellati, e ha luogo la riproduzione sessuale.
La cellula femminile fecondata (zigote) si circonda di un guscio (encystation) e diventa un'oocisti. Viene escreto con le feci dell'ospite.

Nel mondo esterno esiste la divisione di riduzione (meiosi), in cui i prodotti della divisione mononucleare (sporoblasti) si formano e si circondano di conchiglie, le cosiddette spore (sporogonia).
Gli sporozoiti infettivi si formano nelle spore con un'altra divisione (mitosi).

In *Sarcocystis,* la sporulazione avviene già nell'ospite, l'involucro dell'oocisti si apre prima di lasciare l'intestino e le sporocisti vengono escrete." (Fine citazione).

3.4. Programma passo
Fino a questo punto è diventato chiaro che i funghi sono un cofattore essenziale nello sviluppo e nel mantenimento del cancro. Ma non è

ancora chiaro da dove provengano e cosa li induca a diffondersi all'interno del corpo.

Parliamo prima degli intestini. I funghi cercano nicchie sulle nostre mucose. Questi sono luoghi con uno strato di muco ridotto e senza colonizzazione superficiale della nostra flora protettiva. Questi vuoti possono essere il risultato di trattamenti antibiotici o danni tossici.

Tuttavia, questo non è sufficiente per aprire la porta verso l'interno per i funghi. Sono necessarie circostanze speciali: a causa della mancanza di acido gastrico (di solito del gruppo sanguigno A o bloccanti degli acidi), il valore del ph si sposta verso l'alto. In queste condizioni la nostra flora normale non può vivere e si riduce. Gli spazi vuoti sono occupati da batteri putrefattivi (clostridi, enterobatteri, ecc.). Questi metabolizzano tutti i tipi di proteine. Questo crea ammoniaca, che intensifica ulteriormente l'alcalosi.

L'ammoniaca è estremamente tossica, soprattutto per il fegato e il cervello.

L'80% del sistema immunitario si trova nell'intestino tenue ed è in stretta collaborazione con i batteri intestinali sani (Fig. 3). Se questi sono mancanti o ridotti, ciò ha naturalmente un effetto sulle prestazioni di difesa. Questo può incoraggiare le infezioni batteriche. Questa è l'occasione per i funghi!

Nel corso di una tale infiammazione, i batteri invasori contrabbandano i funghi con loro. Il sistema immunitario può quindi eliminare in gran parte i batteri, ma non i funghi. Raramente è in grado di farlo.

I nidi fungini si formano principalmente in zone difficili da raggiungere con ridotto flusso sanguigno e scarso drenaggio linfatico. Le vecchie fonti d'infiammazione, che di solito sono acide, sono particolarmente adatte a questo.

Questi non possono guarire perché nella maggior parte dei casi si trovano depositi di metalli (pesanti), che fardello la matrice e interrompono permanentemente la sua funzione di dielettrico.

Ma questo non è per niente un processo meccanico. Questo scenario ha una lunga storia! Poiché il nostro cervello monitora tutte le aree del corpo, questi depositi sarebbero stati ostacolati sin dall'inizio, perché il trattamento dei parassiti è stato diligentemente praticato per migliaia di anni.

C'è solo una spiegazione adeguata per questo, e questa è la perdita di controllo del cervello a causa del danno alle fibre afferenti!

Alcune situazioni nella vita sono responsabili di questo: infezioni da **virus neurotossici,** ad esempio Epstein-Barr, varicella zoster, herpes simplex, in particolare HHV VI, ma anche danni da **vaccinazione causati** da agenti patogeni tossici.
Ma non solo: il Tiomersalo (mercurio) contenuto nelle vaccinazioni ha un effetto neurotossico. Le persone vaccinate frequentemente sono quindi particolarmente a rischio. Il mercurio blocca anche il sistema linfatico.

Sfortunatamente, la desmielinizzazione delle fibre nervose da parte delle **comunicazioni mobili** non riceve sufficiente attenzione!

Queste aree pre-danneggiate danno solo un feedback debole o **nessun feedback** al cervello, che è un prerequisito per processi autonomi, ad es. Nidi fungini, fonti di infiammazione e persino cancro.
Ma non solo la mancanza di una funzione di controllo da parte del cervello, ma anche il collasso dell'ologramma del maser consente la trasformazione patologica del tessuto (Cap. 4.5.1. pagina 95).

71

La perdita delle fibre nervose è stata dimostrata più volte – anche da *Thomas Tallberg* in Finlandia – se solo uno la stesse cercando!

Manca ancora un punto e questa è la temperatura di esercizio. Se scende sotto i 36,5° C in questi punti, i mitocondri si spengono e non producono più ATP. Queste sono le condizioni ideali per la diffusione dei germi (raffreddori!), Che porta sempre in giro sulle nostre mucose. Sfortunatamente, questo viene spesso scambiato per un'infezione. Tuttavia, non è altro che una costellazione che risulta dall'interazione di diversi fattori in determinate condizioni (vedi Fig. 5).

Con questi nuovi punti di vista, dobbiamo impostare un periodo molto più lungo per lo sviluppo del cancro, a partire dall'infanzia.
Chiunque sia stato vaccinato prima dell'età di un anno e poi ha ricevuto **molte vaccinazioni** in seguito è predisposto a sviluppare il cancro in seguito. Questo non ha nulla a che fare con un'opposizione alla vaccinazione, ma è semplicemente un dato di fatto.

Questa prima fase è solitamente seguita da molti anni senza problemi. Quindi può verificarsi un'infezione (meglio "contaminazione") con i virus neurotossici diffusi, che – secondo la posizione – danneggiano la rete nervosa locale e preparano così il terreno per il secondo stadio – la ***perdita di controllo attraverso il cervello***. In uno stato di piena salute, lo stato attuale viene costantemente controllato in ogni zona del corpo e mantenuto in equilibrio attraverso misure compensative.

Tutti i processi di rigenerazione sono coordinati tramite il sistema nervoso vegetativo, ma questo richiede un feedback preciso.
Una focalizzazione cronica dell'infiammazione è favorita dai depositi di metallo nel tessuto, perché questo interrompe la funzione semi-

conduttrice della matrice e quindi il flusso degli elettroni. Ma la sua comparsa indica già una perdita di controllo.

Se si tratta della diffusione di nidi di funghi, la prova viene fornita. I funghi sono la peggiore forma di acquisizione ostile. Questo può essere osservato in modo molto bello in natura sugli alberi morti. Il corpo si difenderebbe da questo con tutte le sue forze, se lo sapesse!

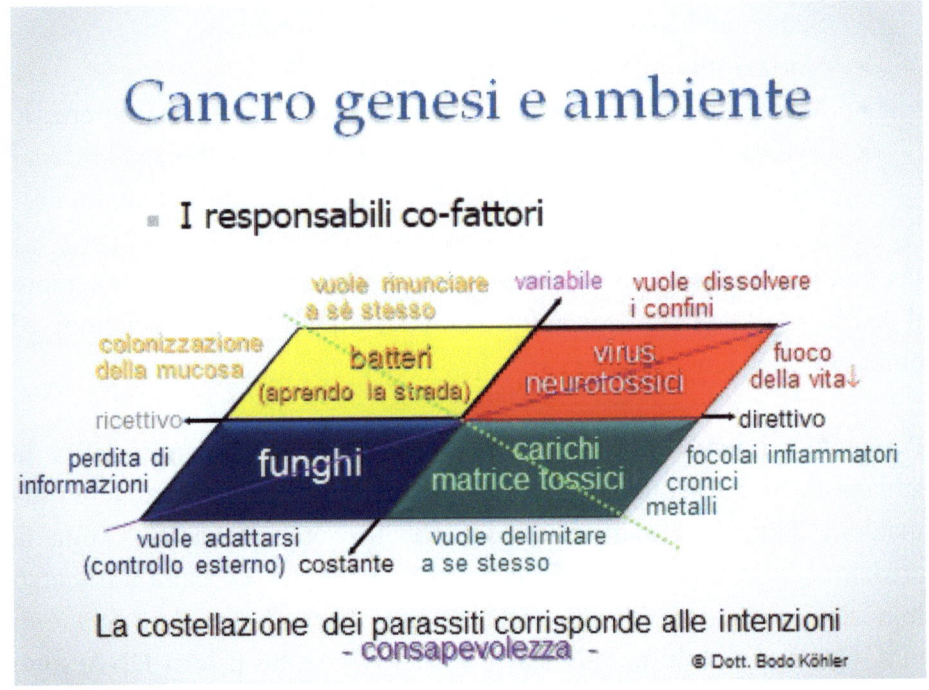

Fig.5: I responsabili co-fattori visto olistica mente

I funghi sfruttano ogni possibilità per moltiplicarsi. E ora inizia una corsa contro le cellule. Lo sviluppo del tumore canceroso è quindi un tentativo di rompere l'isolamento da parte dei funghi e la conseguente perdita d'informazioni. Questo è dettagliato nei vari capitoli.

3.4.1. Terreno adatto ai funghi

➢ Umido e caldo
➢ Sistema immunitario indebolito
➢ Cambiamenti ormonali!
➢ Depositi di metalli pesanti o alluminio
➢ Esposizione tossica a tossine ambientali
➢ Foci d'infiammazione, con o senza germi
➢ Congestione linfatica
➢ Scarso afflusso di sangue, mancanza di ossigeno
➢ Variazioni di ph
➢ Mancanza di luce (perdita di fotoni a causa della de-coerenza)
➢ Malattie degenerative (disordini metabolici catabolici)
➢ Problemi psicologici > abbandono di sé; perdita di autenticità

Da non trascurare è la situazione psicologica, che rappresenta sempre il livello della nostra *coscienza*, con i suoi obiettivi, intenzioni ed emozioni.

Per quanto interessante possa essere l'osservazione dei microbi e la situazione nel tessuto, non accade nulla senza recuperare le informazioni dallo spazio quantistico (dall'alto verso il basso). Tutta la creazione è un costrutto della coscienza. Creiamo la realtà attraverso le nostre intenzioni e quindi influenziamo direttamente altre forme di vita. Ciò è possibile perché sia il nostro DNA che il loro DNA sono allo stato quantico e sono quindi in grado di scambiare informazioni. Tuttavia, questo può anche andare nella direzione sbagliata, poiché i microbi influenzano la nostra psiche (ad esempio la toxoplasmosi).

Secondo queste spiegazioni, non sorprende se le cellule dei tessuti in tale area non si comportano più normalmente e iniziano a proliferare. Perché questi cambiamenti di ambiente possono isolare gli aggregati cellulari. Perdi i contatti e l'indispensabile opportunità di scambiare informazioni.

3.4.2. Perdita di comunicazione

➢ Le cellule staminali comunicano costantemente con il tessuto
➢ Se non c'è risposta da lì, è un segnale di divisione
➢ *L'isolamento* è prerequisito per una nuova crescita *incontroll.*
➢ Questo porta a una perdita di controllo nel cervello - ∅feedback
➢ Se c'è una congest. di elettroni, il tessuto diventa molto alcalino
➢ I mitocondri hanno bisogno di molti protoni (acido)
➢ La sintesi di ATP non può iniziare > il potenziale cellulare ↓
➢ La divisione è possibile solo in misura limitata

Questo porta a piccole cellule non funzionali > deragliamento catabolico.

3.4.3. Perdita di relazione

➢ La condiz. per una crescita nuova e *incontrollata è l'isolamento*
➢ Perdita di relazione significa perdita improvv. d'informazioni
➢ La perdita d'informazioni porta ad un aumento della massa
➢ Le lacune informative sono colmate dai parassiti
➢ Questo può portare alla schiavitù cellulare
➢ Solo *l'ambiente* decide come sarà il futuro
➢ Un cambiamento *esterno* nell'ambiente crea un nuovo contesto
➢ Di conseguenza, la consapevolezza stabilisce nuove priorità
➢ L'isolamento è sostituito da *nuove relazioni*
➢ Nuovi obiettivi e compiti sviluppano al coraggio di vivere.

3.4.4. Campo d'interferenza e suo significato

➢ Nessuna malattia senza un campo d'interferenza!

➢ La mandria indica un disturbo delle informazioni strutturali,

➢ Nessun campo d'interferenza senza emozioni stressanti!

➢ Paura → entrata RENE → cervello → rete olografica

➢ *De-mielinizzazione delle fibre nervose mediante comunicazioni mobili!*

➢ Perdita di controllo da parte del cervello

➢ Depositi metallici → ↓ dielettrico > ↑ parassiti

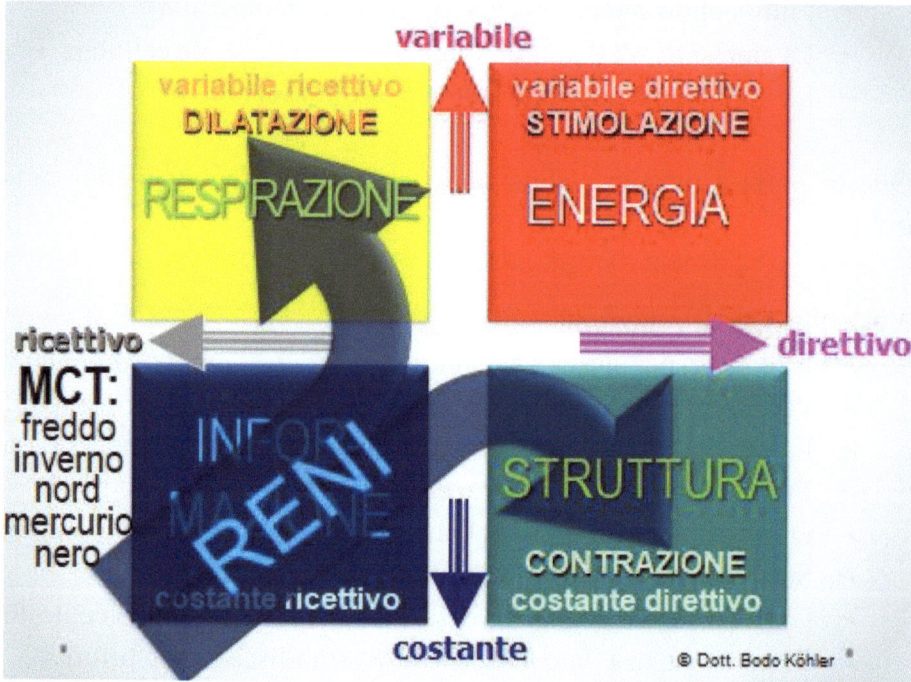

Fig.6: I reni come distributore centrale di informazioni

3.4.5. Perdita di legame

➢ Il cancro è una *respirazione* interna disturbata.

➢ Il cancro è una *struttura* tissutale distrutta.

76

> Il cancro è una mancanza di controllo da parte del *cervello.*
> Il cancro è un problema alle *reni!*
> Il rene contiene le informazioni primarie
> Rene significa fiducia di base
> Il rene è la sede dell'energia vitale
> *Il rene protegge l'esistenza attraverso l'attaccamento!*
> Legare significa aumentare la coerenza
> Legame significa *AMORE*

Ogni campo d'interferenza mostra una malattia renale: parti dell'anima non sono sviluppate. Le *informazioni sulle reni* servono a *mantenere la struttura* come prerequisito per la *funzione*. Formano così l'interfaccia con l'asse di separazione (fegato).

Come parte del *modello della funzione neurale* (Cap. 4.5.1.), i reni controllano anche i quadranti giallo e verde nel cubo di Lüscher e, tramite l'asse di integrazione, anche il quadrante rosso (rilascio di energia).

I reni costituiscono anche il punto di riposo nell'organismo per raggiungere lo stato di base della meccanica quantistica. Questo è un prerequisito per ogni processo di guarigione. La paura esistenziale, in quanto fardello principale nel senso di MTC, lo impedisce, creare fiducia è quindi uno dei compiti principali del medico.

3.5. Forma e funzione
> Nessuna funzione senza forma
> La forma viene creata *flusso in direzioni opposte*
> Si crea arteriosamente un campo magnetico pulsante.
> Venous crea un campo E ritmico
> Le molecole ionizzate vengono trasportate elettricamente
> Il cancro non ha drenaggio venoso!

> ➤ Il tessuto produce una *discarica*
> ➤ Il campo magnetico predomina, il campo elettrico è debole
> ➤ La discrepanza tra un forte campo M (e-smog!) e troppo pochi portatori di carica promuove la crescita del cancro → perdita di struttura
> ➤ Il motivo è *un'energia di ionizzazione insufficiente.*
> ➤ La circolazione ritmica del sangue viene spostata a favore del flusso

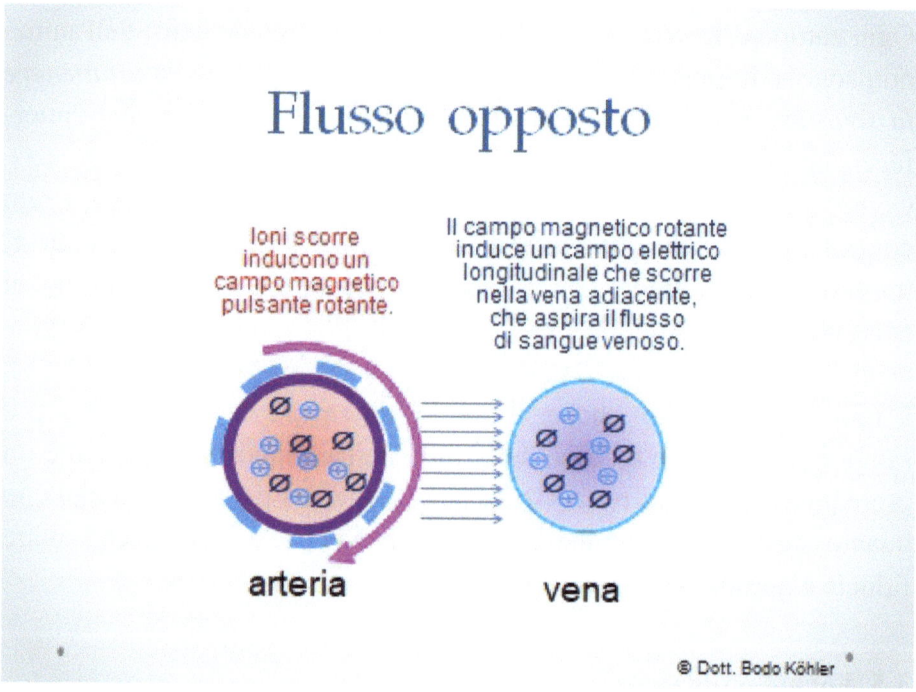

Fig. 7: perdita di carica crea stasi cancro-promozione

Il cancro non cresce, ma si diffonde quando vengono reclutate cellule sane e le cellule staminali tumorali immigrano. Anche le cellule del sistema immunitario (macrofagi in modo M2) vengono riprogrammate in cellule cancerose.

Ciò è favorito dal calore e dalla perdita di energia. Il sole gioca un ruolo importante qui, poiché siamo esseri di luce e senza fotoni sufficienti, non è possibile alcuna trasmissione d'informazioni.

3.6. Mitocondri

Apertura attraverso:
- NO, CO2, acetil-l-carnitina
- 420 nm λ (luce UV)

Chiusura a cura di:
- **Calcio**, CO, raffreddamento inferiore a 36,5° C
- 450 nm λ (luce viola)

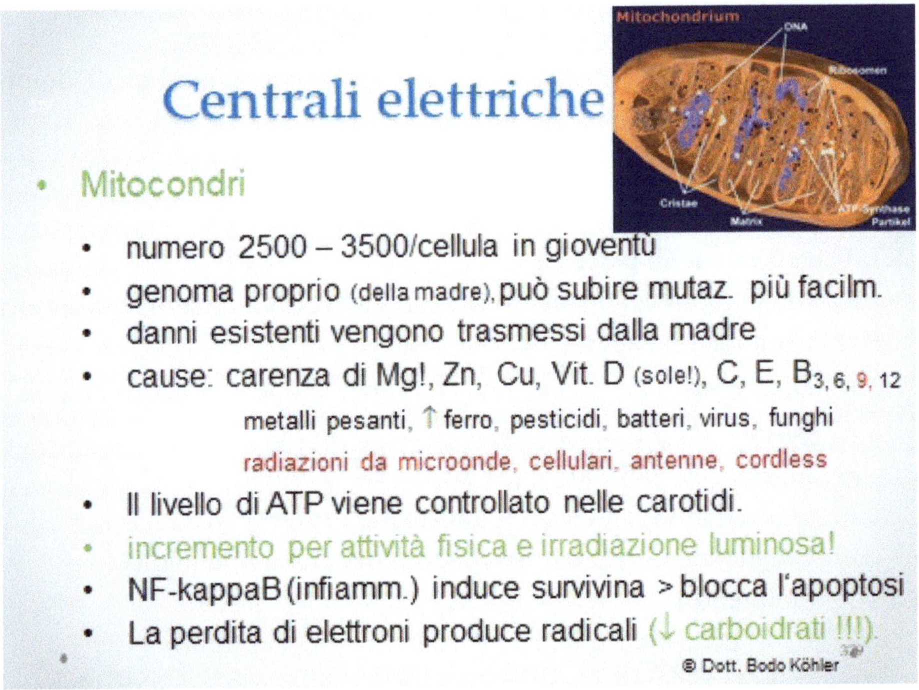

Fig.8: Panoramica dei fattori rilevanti dei mitocondri

Patologo statunitense prof. dott. Frank Apperly 1941: "Più sole, meno cancro".

Ci sono 2 genomi nella cellula
➢ Il genoma delle cellule arcaiche A (DNA) è il più vecchio
➢ Il genoma B dei mitocondri (circolare) è più giovane
➢ Il genoma B domina il genoma cellulare A (DNA)
➢ Con le cellule tumorali è il contrario:
➢ Il DNA controlla (prevalentemente) la produzione di energia nel citoplasma

Cambiamenti causati da questo:
➢ Diminuzione del pool tiolo (glutatione, cisteina)
➢ Spostamento dell'equilibrio redox → ossidazione
➢ Conseguenza: insufficienza mitocondriale e perdita di dominanza del Genoma B.
➢ Ciò è dovuto alla mancanza di protoni e tiroxina

3.7. Caratteristiche psichici
➢ Malattia: avvelenamento del sangue causato da uno squilibrio, compreso il cancro!
➢ Discrepanza tra percezione e comprensione → disturbo bipol.
➢ Questa perdita di autenticità si fa sentire con paura.
➢ Il senso dei fatti non è più rivelato (no bottom up)
➢ Le domande critiche si trasformano in fede cieca.
➢ Diagnostica Lüscher: isolamento nel quadrante giallo (ambiente)
➢ ++ 4: eccessiva speranza e aspettativa per il futuro
➢ - - 4: la mia incapacità di consentire cambiamenti e di adattarsi a cose nuove (testo originale di M. Lüscher)

- L'asse di separazione è deragliato a causa di un comportamento paradossale nel **quadrante verde** (vedi Fig.1 e 3)
- L'asse d'integrazione (reciproco) non può compensare.
- Il blu manca rispetto al rosso
- ***Ciò interrompe la trasformazione dei segnali esterni.***
- Il rosso è sovraccarico > Il blu ha bisogno di supporto (acqua)
- Perdita d'informazioni (blu) significa perdita di struttura → aumento di massa.
- Nello stato quantico senza tempo (spirito) c'è un alto potenziale
- Le informazioni della stanza e della cellula interagiscono.
- Tutto è possibile; Limitazione per mancanza d'immaginazione e paura (- - 4, quadrante giallo)
- La sequenza genica viene letta in modo significativo

3.8. Co-fattori nella creazione tumore

- ***Bisogni animali*** repressi (prof. *Grossarth-Maticek*)
- Concentrarsi sulla malattia (→ insignificanza!)
- ***Isolato*** (reale o sentito)
- Conflitto costante, sindrome da perdita depressiva, paura
- Shock non elaborato → lasciare in anticipo il "percorso"
- Mancanza di significato nella vita / compito della vita
- Fuga dalla vita (giallo); perdita di autenticità (verde) Fig.1 + 3
- Calcificazione epifisaria → interruzione del contatto
- Dieta sbagliata (carboidrati!) → ***funghi!*** Zinco (vegetariano)
- ***Ormoni*** (vie di degradazione errate nel fegato), grassi trans.
- Allopatici, integratori, "vitamina" D, calcio, polvere di base
- Tossine del fegato grasso (NAFLD) → ***mancanza di corrente elettrica nel tessuto connettivo;*** geopatia, elettrosmog
- Mancanza di acido gastrico > mancanza di vitam. B12, anemia
- ***Infestazione da parassiti (funghi, coccidi, batteri, virus)***

> ➢ Mancanza di iodio (si applica a quasi tutti gli organi)
>   → carenza di tiroxina
> ➢ Mancanza di calore (energia di ionizzazione), ipotiroidismo
> ➢ *Mancanza di sole* (prof. *Apperly*: sun deficiency disease!)
> ➢ Cattiva distribuzione di elettroni (troppo poco cibo biologico)
> ➢ Mancanza di magnesio e potassio, eccesso di calcio

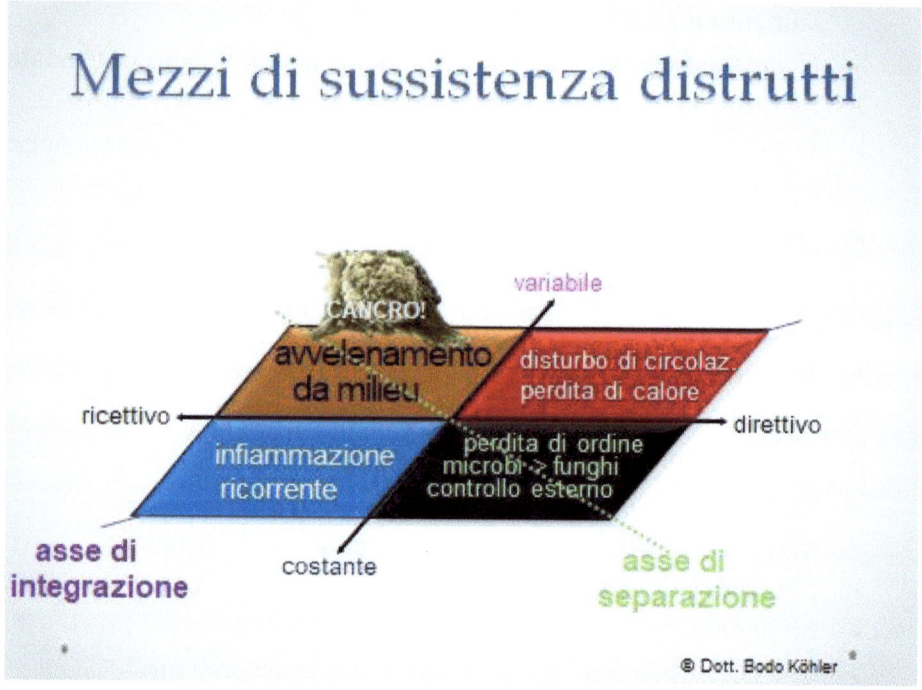

Fig.9: Cambiamenti tissutali come prerequisito per la genesi del cancro

Sono già stati forniti suggerimenti sulle opzioni di trattamento. Questo è discusso nel Capitolo 4.7. continua da pagina 97. Ma dovrebbe già diventare chiaro che un successo clamoroso può essere raggiunto solo con un concetto sofisticato e personalizzato che tenga conto di tutte le sfaccettature.

Ciò include *l'eliminazione della stasi locale* che favorisce la crescita fungina (l'abbassamento della pressione sanguigna è controproducente qui), in altre parole con l'aumento della frequenza cardiaca (alta dose di iodio) stimolando la ghiandola tiroidea (con supporto cardiaco: Digitalis, Strophantina). Un altro fattore importante è l'aumento dell'energia di ionizzazione attraverso l'applicazione del calore, ma anche la *stimolazione attiva della controcorrente* attraverso l'applicazione locale controllata da impulsi di corrente continui (LYMPHO-*DYN*®).

Ovviamente mancano ancora l'aspetto psicologico e l'innalzamento attivo del calore corporeo. Questo è discusso anche in un capitolo successivo. L'unico scopo qui è quello di risvegliare prima la sensazione che questa sia una visione completamente nuova e quindi un approccio terapeutico completamente diverso. Ciò tiene pienamente conto dell'influenza reciproca a quattro poli – l'interazione bipolare – che può essere vista in tutti gli ambiti della vita e che può essere facilmente compresa sul cubo di Lüscher. Anche batteri e virus sono in una relazione polare e s'influenzano a vicenda, proprio come funghi e metalli pesanti perpendicolari a questo (Fig. 5 a pagina 73). Il mercurio si trova spesso nei nidi di Candida, ad esempio.

Nonostante tutte le misure efficaci, il paziente deve essere *attivamente* coinvolto nella terapia e riorganizzare costantemente la sua vita.

La guarigione funziona spontaneamente quando la fede incrollabile nell'amore curativo di Dio è diventata conoscenza consolidata e si traduce nella convinzione di una *guarigione sicura.*

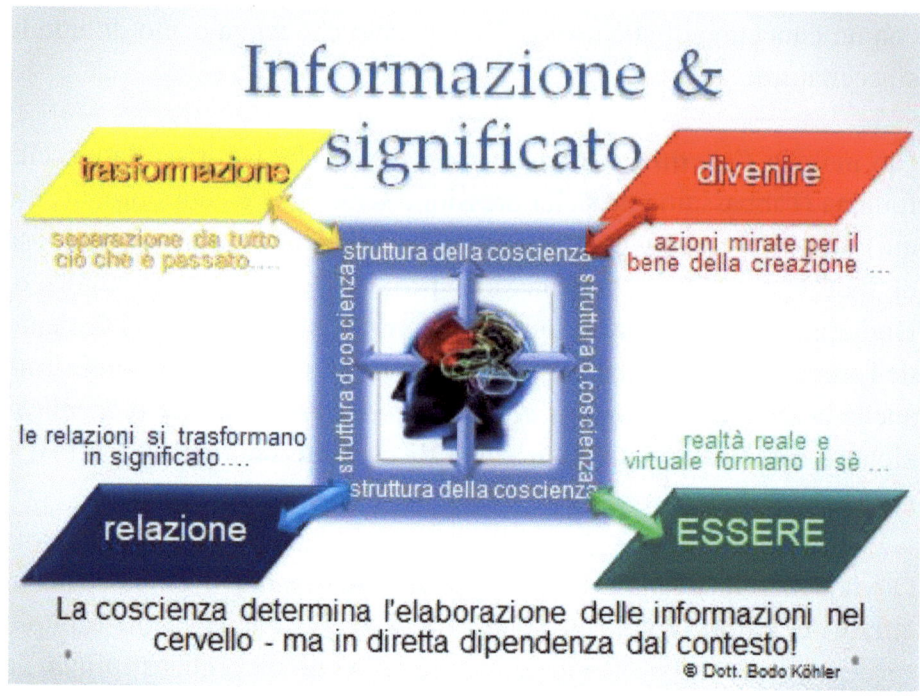

Fig.10: La coscienza serve il tutto da un senso superiore

Pace interiore – non volere nulla, chiedere nulla, la soddisfazione personale è un prerequisito per ogni processo di guarigione. A tal fine, sono utili le seguenti misure:

3.9. Stato di base quantomeccanico SBQ
➢ Risoluzione dei conflitti!
➢ Riduzione dello stress a tutti i livelli, risolvere dei campi disturbo, disintossicazione.
➢ Ristrutturazione camere: geopatia, e-smog, letti di legno, materassi in schiuma
➢ Accetta la situazione, lascia che accada, non combattere!
➢ Incarnare il significato dell'esistenza come un sistema globale.

84

> Occupa e difendi lo spazio, vivi te stesso nel suo insieme.
> Terapia di coerenza con MRT 503 o ZMR 703
> Meditazione, yoga
> Musica classica
> Bagno in acqua salata calda (mare primordiale)
> Vai nei luoghi del potere in natura
> Passeggiate nella foresta

3.9.1. Funzione di controllo del cervello

> Inondazioni trasversali con onde corte (sec. dott. *Schliephake*)
> Inversione di polarità in corrente continua (molte ore NEC 708)
> Correzione locale del metabolismo cellulare (sec. prof. *Schole*)
> Trasferimento delle informaz. sul tumore con Equalizer EQ 103 MRT 503 alla regione cerebrale corrispondente (feedback!)

3.9.2. Riallineamento

> Contesto!
> Riprogettazione della camera, cambio di luogo, di residenza ...
> Entusiasmo per nuovi obiettivi, compiti per la vita (giallo)
> Non preoccuparti più vita al limite (rosso)
> Spin-flip: vivere nell'amore incondizionato in Dio (blu)
> Sviluppare una consapevolezza da servitore per il regno di Dio

Risultati

*Un errore cardinale nella ricerca sul cancro è l'attenzione sul tumore. Tuttavia, questo può verificarsi solo se l'ambiente delle cellule è avvelenato. Una disintossicazione inadeguata (misure) grava sulla matrice. Dieta sbagliata, tossine ambientali ed **elettrosmog** sono i principali mali.*

La congestione linfatica locale, l'interruzione del microcircolo, la mancanza di ossigeno, l'arricchimento di CO_2, la mancanza di luce ed elettroni sono le condizioni ideali per la crescita dei funghi e il freddo. Campi infiammatori cronici ei depositi di metalli pesanti hanno un effetto intensificante. Batteri e virus svolgono il ruolo di cofattori. Possono innescare la diffusione dei funghi.

Ma niente del genere sarebbe possibile se il cervello non avesse perso la sua funzione di controllo. La degenerazione nervosa locale e tossica è responsabile di questo. I danni da vaccinazione e le successive infezioni da virus possono causare questo, ma lo possono anche i telefoni cellulari.

Le tossine fungine paralizzano il sistema nervoso e danneggiano il sistema immunitario, il fegato e le reni. I funghi isolano i cluster cellulari, impedendo così la comunicazione. Le cellule tentano di ripartire attraverso la crescita. Il tumore canceroso può quindi essere inteso come un secondo embrione.

I funghi e altri parassiti sono solo indicatori dell'ambiente avvelenato e della perdita di controllo. Gli antimicotici o simili sono quindi controproducenti. Solo il rinnovamento completo dell'ambiente delle cellule può resistere a questa concorrenza spietata.

Fissazione sul tumore (ogni esame!) impedisce la trasformazione. L "'avvelenamento del sangue per squilibrio" richiede equilibrio a tutti i livelli. Oltre alle misure terapeutiche, è necessaria la trascendenza. Niente accade senza un significato più alto. Ogni malattia è l'espressione visibile che questo paziente non ha seguito il suo destino e ha lasciato la strada.

Già a questo punto diventa chiaro che le malattie non avvengono solo a livello materiale. Ci sono sempre diverse sfaccettature che si incastrano come compartimenti. In questo modo, lo sviluppo del cancro può anche essere compreso come un processo complesso e dinamico. Questo ha il vantaggio di non dover trattare tutti i livelli, ma solo quelli a cui abbiamo il miglior accesso. Tuttavia, ha sempre un effetto sul processo generale.

I pazienti con i quali abbiamo una "buona connessione" saranno più facili da raggiungere a livello mentale rispetto ai pazienti orientati puramente materialisticamente che rispondono meglio ai metodi "tecnici" come la terapia fisica o le infusioni.

Tentativo di strutturazione

Sotto l'aspetto che il cancro deve essere visto come una conseguenza logica di un'insufficiente capacità di disintossicarsi, con il risultato di un carico di matrice tossica, con conseguente perdita di controllo attraverso il cervello, allora è inequivocabilmente chiaro da dove deve iniziare una terapia di successo. Ma ci sono molte opzioni. Ecco perché sto cercando di strutturarlo.

I 4 fattori che causano il cancro

> *Nessun* cancro senza perdita di controllo attraverso il cervello
  - Degeneraz. nervosa attraverso tossine, vaccinaz., virus, cellulari

> *Nessun* cancro senza avvelen. da matrice e focolai d'infiamm.
  - Tutti i depositi distruggono il dielettrico.

> *Nessun* cancro senza infestaz. da parassiti > perdita d'inform.
  - I funghi, tra le altre cose, isolano i trofoblasti.

> *Nessun* cancro senza suffic. energia d'ionizzazione > ↓carica el.
  - Se c'è una mancanza di calore, c'è una mancanza di portatori di carica > congestione linfatica, ↓ATP

4.1. Calore corporeo

La temperatura corporea di 37° C è alla base di tutti i processi meta-bolici. Non si forma più ATP non appena la temperatura scende di sotto 36,5° C.

In questo contesto, l'energia di ionizzazione viene messa a fuoco perché le molecole possono essere elaborate solo allo stato ionizzato. Durante la sintesi, i singoli elementi costitutivi vengono ordinati e riuniti tramite linee di campo elettrico.

La maggior parte dei malati di cancro ha perso la capacità di produrre abbastanza calore quando necessario molto prima dell'inizio della malattia. Quando viene chiesto quando hanno avuto la febbre l'ultima volta, spesso devono pensare a lungo.

Per inciso, il cancro è considerato una malattia de fredde nella MTC.

La tiroide è responsabile del calore corporeo. Viene alla ribalta in tutte le considerazioni. Non c'è solo una grave mancanza di magnesio nella popolazione, ma anche di iodio. Ciò ha a che fare con il fatto che non solo la tiroide, ma quasi tutti gli organi hanno recettori dello iodio. Il fegato ne ha anche due. L'assunzione attraverso il cibo non è sufficiente, poiché il fabbisogno totale è dell'ordine dei milligrammi (invece di microgrammi). Inoltre, poche persone mangiano pesce di mare su base giornaliera. A causa dell'inquinamento da metalli pesanti associato, anche questo non è raccomandato.

La funzione tiroidea può essere controllata abbastanza bene dalla sensazione di temperatura. Coloro che si congelano facilmente hanno un problema. Con i valori di laboratorio, dovrebbe essere garantito che il valore standard per TSH, contrariamente alle informazioni usuali, è compreso tra 0,8 e 1,2, non di più e non di meno.

Dovrebbero essere determinati anche il selenio, lo zinco e il proges-terone, poiché le mancanze influenzano anche la produzione di tiroxina.

Al contrario, diventa comprensibile il motivo per cui le applicazioni di calore, ad esempio la luce rossa, ma soprattutto l'ipertermia, hanno effetti così buoni. Nella sauna c'è un effetto aggiuntivo: l'ormesi attraverso il forte stimolo di raffreddamento.

4.2. Microcircolazione e linfa

Non solo le prestazioni di disintossicazione dipendono dalla normale temperatura corporea, ma anche dal microcircolo. Se la pressione sanguigna è troppo bassa o il cuore è debole, si verifica una stasi del sangue locale, che è ulteriormente favorita dal freddo (costrizione vascolare), ma anche dall'acido locale (focolare). Ciò è aggravato dalla mancanza di liquidi e dallo stile di vita sedentario.

Poiché l'apporto di ossigeno dipende anche dalla circolazione sanguigna, in queste aree sono prevedibili variazioni del ph. Questi cambiamenti nell'ambiente delle cellule indeboliscono il sistema immunitario e preparano il terreno ai parassiti, in particolare ai funghi.

Deve quindi esserci un interesse primario per la ripresa della linfa e del microcircolo. Come mostrato in Fig. 6 p. 76, i portatori di carica giocano qui il ruolo decisivo. Pertanto, il punto precedente acquista ulteriore importanza, perché senza energia di ionizzazione queste non sono sufficientemente disponibili.

Un'altra necessità è il campo elettrico indotto dalle arterie per il trasporto di ritorno venoso, che può svilupparsi solo in modo inadeguato con una cattiva circolazione. La stimolazione esterna con corrente continua pulsata può essere utile qui (ad es. LYMPHO-DYN®).

4.3. La matrice come dielettrico

Quando si studia medicina, la fisica è solo una parte della formazione all'inizio, il che è un enorme errore. Molte funzioni del corpo si basano su processi fisici e possono essere comprese e interpretate solo con la conoscenza appropriata. L'essere umano è un sistema elettrico tenuto in tensione dalle differenze di carica. Solo con la morte tutte le cariche elettriche crollano. Nei processi infiammatori, ciò accade molto prima a livello locale, il che spieghi il passaggio alla degenerazione.

La matrice funziona come un semiconduttore grazie al suo contenuto di silicio. Non solo consente agli elettroni di fluire in una certa direzione, ma agisce anche come una riserva di elettroni (dielettrica). I depositi possono distruggere questa proprietà, in particolare i metalli. La matrice del tessuto connettivo non può più adempiere il suo compito di sistema di regolazione di base.

In questo contesto, particolare attenzione dovrebbe essere prestata ai grassi denaturati (sec. il *J. Budwig*), nonché ai metalli pesanti e, naturalmente, alle campi disturbano (vedi Capitolo 3.4.3. pagina 75).
La pulizia e la riabilitazione approfondita della matrice è quindi essenziale per ogni processo di guarigione (vedere il Capitolo 4.7.1. pagina 100).

4.4. Parassiti
La consapevolezza dei parassiti è stata riportata al pubblico solo attraverso *Hulda Clark*. In passato, scabbia, pulci, pidocchi, vermi, ecc. facevano parte della vita – quando c'era una mancanza di igiene. I funghi erano meno presenti perché possono essere visti solo al microscopio. Tuttavia, hanno svolto un ruolo importante da qualche tempo immemorabile. I rappresentanti più noti includono Candida albicans e il molto più pericoloso Aspergillosi flavo (muffo). Cfr. Capitolo 3.2. pagina 65.

Il ricercatore svizzero sui funghi *Bruno Häfeli* ha compilato per decenni ampio materiale e ha anche realizzato video sulla diffusione nell'organismo, la cosa spaventosa è la velocità e la sua versatilità. Possono adattarsi a qualsiasi ambiente e sopravvivere come spore per millenni (vedi tombe dei faraoni).

Sfortunatamente, dobbiamo rinunciare all'illusione che sia possibile una terapia fungina efficace. Non li colpiamo con i ben noti antimicotici, induciamo solo una forma di vita diversa, significativamente più resistente.

Possiamo competere solo in un ambiente sano che offre al nostro sistema immunitario le migliori condizioni per mantenere il tessuto libero dai microbi. Tuttavia, con l'aumentare dell'età, questo diventa sempre più difficile. Dobbiamo quindi finalmente accettare che i funghi nel nostro corpo non sono un'infezione, ma piuttosto uno stato permanente – una simbiosi forzata – che sta diventando sempre più normale perché i funghi utilizzano ogni nicchia che viene liberata.

Alcuni funghi sono abbastanza utili. Tuttavia, tutte le forme endogene conosciute fino ad oggi sono dannose e in alcuni casi estreme. Producono tossine (vedi 3.2.1 e 3.2.1.1), che sono potenti veleni cellulari. Allo stesso tempo portano a un isolamento delle cellule, che vengono così escluse dallo scambio di informazioni con le cellule vicine.

I **coccidi** hanno effetti negativi simili, ma sono localizzati solo nel colon, per questo motivo il prof. *Albert Adamkiewicz* (Università di Vienna) li ha considerati un cofattore nel cancro del colon, in particolare nella forma della sarcocisti.

4.4.1. Solitudine
Questo termine gioca un ruolo chiave nello sviluppo del cancro. Come già spiegato da *W. Zöch*, dobbiamo assumere un trofoblasto embrionale che dia origine al tumore, proprio come le cellule staminali crescono in cellule dei tessuti. Tuttavia, con la differenza che le

cellule staminali immigrate possono essere fornite con le informazioni necessarie per la differenziazione dalle cellule vicine, ma il trofoblasto isolato dai funghi non può.

Il trasferimento delle informazioni avviene con i cosiddetti Complessi di Scambio di Energia e Informazioni CSEI. Questo è un gas di elettroni π che immagazzinano in se stessi fotoni solari che trasportano informazioni o che sono stati creati da essi in determinate condizioni di risonanza molto sensibili (Fig.2 pag. 23). I funghi (e altri parassiti) possono utilizzare questi campi d'informazione interferiscono in modo significativo perché oscillare in modo molto coerente.

A questo punto va sottolineato che tutte le funzioni corporee rappresentano aspetti della coscienza. Ma questo è possibile solo attraverso un mezzo che media tra materia e spirito. Nella meccanica quantistica si assumono uno stato quantistico, essenziale per il funzionamento della nostra anima.

La nostra anima ci guida attraverso i *bisogni* per vivere al massimo e per fare esperienza. Ciò include molte relazioni mutevoli a tutti i livelli e una comunicazione intensa. Ogni rifiuto per paura della vita, ogni ritiro fino all'isolamento, è assolutamente dannoso per la salute. Possono anche essere eventi improvvisi dovuti a perdita. Tale sradicamento può innescare il cancro. Non è raro che vogliano morire.

La riduzione della paura, la gestione dei traumi, la risoluzione degli shock e la generazione di nuova fiducia sono elementi centrali di ogni terapia.

4.5. Circuito di controllo neurale

Tutti gli stati e tutte le azioni nell'organismo vengono segnalati al cervello tramite fibre afferenti. Sorprendentemente, nei pazienti con cancro mammario sono stati trovati meno o nessun collegamento al midollo spinale! Questa mancanza d'informazioni deve portare automaticamente a un controllo errato. Questo può portare a segnali di crescita maggiori perché l'area in questione viene inevitabilmente registrata come "vuota" senza feedback. D'altra parte, focolai di infiammazione e nidi fungine possono svilupparsi indisturbati.

Sorge naturalmente la domanda sulla causa della perdita di fibre. Oltre alle ragioni sopra menzionate, entra in gioco un altro fattore scatenante: i nervi si ritirano quando non vengono utilizzati, ad esempio quando i *recettori nel tessuto sono bloccati*. Gli alcaloidi sono tossine fungine simili agli ormoni e sono capaci di questi blocchi.

F. Bösser ha già avuto un buon successo con gli *antidoti*, ad esempio l'ergot ai suoi tempi. Ma anche l'estratto di tè verde funziona in questa direzione, così come il tannino.

Le infusioni di colesterolo venivano utilizzate con successo prima. Ciò ha senso perché gli alcaloidi, che sono simili nella loro formula strutturale, possono essere spostati in modo competitivo.
Prima dell'era degli antibiotici, anche il colesterolo faceva parte del repertorio terapeutico ed era in grado di salvare vite umane, poiché proteggono le membrane dagli attacchi come importante componente delle cellule.

La perdita dei nervi afferenti è un serio ostacolo alla guarigione
e aumenta il rischio di recidiva. Per colmare il divario, l'area cerebrale associata dovrebbe ricevere le informazioni mancanti con il biofeedback. Lo MRT 503 e l'Equalizer EQ 103 sono adatti a questo scopo.

4.5.1. Sistema arcaico corrente continua

Oltre al noto sistema nervoso complesso, esiste ancora la forma originale, che può essere trovata ad esempio negli anfibi. È un sistema a corrente continua che funziona tramite le guaine di *Schwann* e forma una rete neurale. La particolarità è la polarità (fronte negativa, schiena positiva), che può essere invertita in caso di malattia, in modo che agli stessi stimoli terapeutici si possa rispondere in modo contrario. Un sonnifero può quindi, ad esempio, svegliarti.

Non è tutto. Questa rete forma ologrammi maser (nella gamma delle microonde) che rappresentano tutte le strutture. Questi sono praticamente i binari guida in cui le nostre cellule crescono e formano gli organi. E qui sta il problema allo stesso tempo.

Poiché si tratta di microonde che formano interferenze, possono interferire con altre microonde (cellulare) ed essere disturbate in modo significativo. Per inciso, questo vale anche per l'CSEI sopra descritto.

Inoltre, cellulare & Co. porta a una demielinizzazione dei nervi e quindi distrugge la base di questi ologrammi. In questo modo, gli effetti di sviluppo del cancro delle radiazioni tecniche, ma anche effetti delle zone di faglia geopatica, possono essere spiegati fisicamente.

È quindi imperativo fare a meno di queste tecnologie di comunicazione.

4.6. Integrazione

Cancro significa separazione, rottura dell'ordine esistente, perdita di coerenza e quindi coesione di cellule e tessuti. In questo contesto, tuttavia, i prerequisiti di cui un sistema vivente necessita per il suo mantenimento e il suo costante rinnovamento vengono raramente discussi.

La materia da sola non è in grado di generare la vita, anche se viene provata ancora e ancora. Gli elementi materiali hanno bisogno di un piano e di una forza per metterli insieme. Sappiamo dalla meccanica quantistica che la materia può mostrare un comportamento intelligente. Ma come dovrebbe funzionare con materiale privo di cervello? Naturalmente, non funziona senza un elemento di controllo in sottofondo, e questa non è altro che la nostra anima.

Tutte le attività del nostro organismo, compreso il metabolismo cellulare, sono un'espressione del potere di azione intelligente della nostra anima, che funge da mediatore tra spirito e materia.

L'anima non fa nulla d'insensato. Persegue il piano divino stabilito nello spirito come espressione della coscienza superiore. Quando intralciamo i nostri pensieri e le nostre azioni, può essere tollerato a breve termine. Tutti possono commettere errori. Tuttavia, se la deviazione diventa sempre più grande, siamo avvertiti dei sintomi.
La fase successiva è quindi una malattia (ad es. infiammazione con un carattere focale). Se non c'è alcuna, cambiane, la conseguenza logica è il cancro a un certo punto.

Questa visione filosofica potrebbe non essere sempre vera perché è ben noto che possono esistere anche altre ragioni. Ma questo rende chiaro il principio. Siamo esseri spirituali, quelli di tutta la creazione (dovrebbe) servire, ma abbastanza spesso non è in grado di resistere alle tentazioni materiali. E qui diventa evidente una grave deficienza: la creazione di Dio è un costrutto d'amore. Ne siamo inondati e possiamo sentirlo quando entriamo in risonanza con esso, ad esempio nella preghiera o nella meditazione.

"L'amore è la forza che tiene insieme l'universo" prof. H.-P. Dürr

Tuttavia, possiamo facilmente liberarci da questo amore rifiutando certi aspetti della vita. Niente è male di per sé.

Dipende interamente dal nostro **giudizio**. *René Egli* dalla Svizzera scrive nel suo libro "Il principio LoLa": "Tutta la miseria su questa terra inizia con valori e valutazioni".

Con il rifiuto di situazioni o di certe persone, limitiamo sempre di più la portata della nostra anima. Secondo la legge ermetica, ciò influisce sulla nostra struttura e funzione. Ciò che non è necessario viene ritirato. In questo modo abbiamo avviato uno sviluppo che dopo molti anni "del tutto inaspettatamente" può portare al cancro.

Senza una relazione d'amore con noi e con tutta la creazione, la salute e il benessere non possono essere raggiunti a lungo termine. Il malato di cancro (e anche ogni altro malato cronico) deve tornare lì. E questo è possibile solo trasformando tutte le esperienze e i ricordi "negativi" attraverso una nuova prospettiva acquisita. Perdonare e dimenticare, affrontare tutti gli eventi stressanti e tornare allo stato di base della meccanica quantistica sono il lavoro principale che il paziente deve svolgere da solo. Allora anche una grave malattia ha adempiuto il suo scopo. Questa è la legge.

4.7. Concetti di terapia

Sebbene in ogni malattia cronica la perdita di funzione del sistema regolatorio di base secondo *Alfred Pischinger* – la nostra matrice – sia in primo piano, il cancro ne differisce in un punto essenziale:

Un tumore canceroso può svilupparsi solo se il **cervello perde il controllo** e il pattern **olografico della radiazione maser** che penetra in tutte le cellule e gli organi è disturbato.

L'obiettivo primario deve quindi essere quello di creare nuovamente le condizioni per questo.

Una terapia completa è quindi suddivisa in

➢ Supporto la rigenerazione dei nervi e prevenzione degli agenti dannosi (telefono cellulare, Wi-Fi, telefono senza fili) per ripristinare l'ologramma del maser, essenziale per la struttura e l'ordine per garantire.

➢ Aumenta l'energia di ionizzazione attraverso l'attivazione della tiroide (la tiroxina promuove anche la neurogenesi). La temperatura corporea di 37 ° C non solo crea benessere, ma è anche un prerequisito per la produzione di ATP.

➢ La stimolazione della funzione di disintossicazione e il supporto di reni, intestino e fegato sono una condizione sine qua non, perché lo stress della matrice potrebbe sorgere in primo luogo a causa di prestazioni insufficienti. Anche il calore corporeo gioca un ruolo qui.

➢ L'inizio di un cambiamento nella coscienza del paziente attraverso l'educazione, l'accettazione di responsabilità e l'amor proprio non devono essere trascurato in nessun trattamento. Altrimenti non possiamo parlare di guarigione.

Il cancro è curabile, ma non esternamente. Per questo, la conoscenza e la convinzione devono essere sviluppate insieme al paziente. Questo è spesso noioso e non di rado fallisce. Molti pazienti sono scoraggiati e si sono arresi perché di solito volevano solo provare "un'alternativa" in uno stato avanzato. Non devono essere incolpati per questo. È un problema della mancanza di una formazione oncologica completa di molti colleghi.

Non si tratta di "rimuovere" un tumore sgradevole, ma di re-integrare le aree separate.

Se è possibile rimuovere il tumore senza causare ulteriori danni al paziente, può essere molto utile per ridurre l'ansia, ma non è l'obiettivo principale.

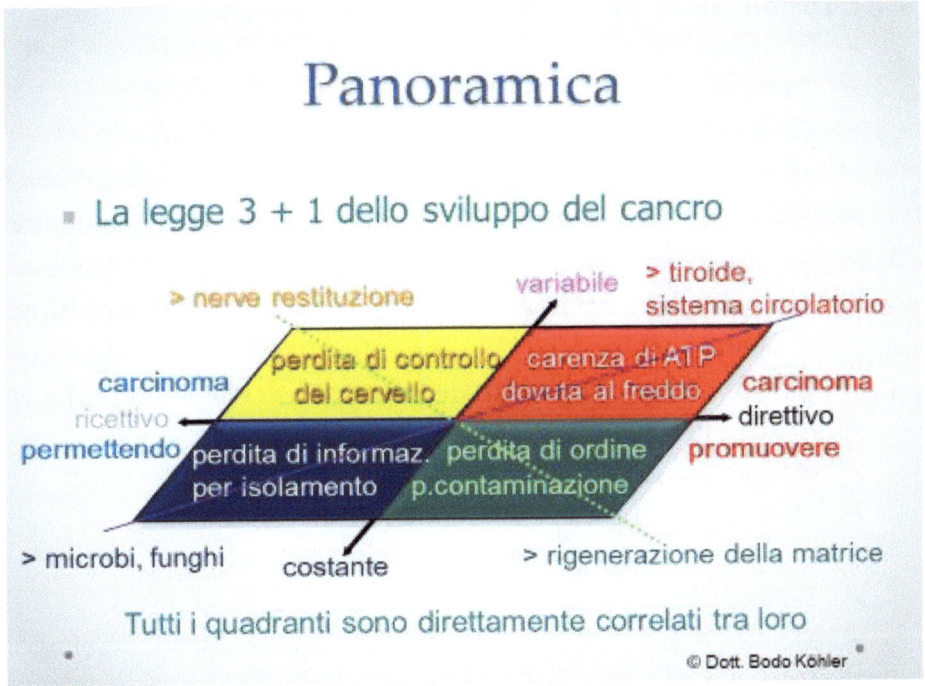

Fig.11: Cause di sviluppo del cancro e misure

Realizzazione pratica

Esistono metodi che funzionano immediatamente; altri impiegano più tempo. Poiché ridurre la paura e costruire la fiducia è prerequisiti essenziali per la guarigione, i successi rapidi sono importanti. Il benessere dimostrerebbe immediatamente che il trattamento sta funzionando.

Poiché i molteplici carichi di materiale della matrice, insieme ai microbi che non possono mai essere trascurati, sono un pesante fardello, le misure di disintossicazione sono in prima linea.

Secondo la volontà del paziente, i seguenti metodi sono estremamente utili:

4.7.1. Disintossicazione e rigenerazione della matrice

➤ Bere cura con circa 4-5 l di acqua di sorgente il giorno (> 21°C)
➤ Tanto tè verde, 10 minuti di acqua bollita (Ayurveda)
➤ Terapia di rigenerazione della matrice con MRT 503
➤ Massaggi connettivali e drenaggio linfatico (no controindicaz.)
➤ LYMPHODYN® e ZMR/Vortex localm. sulla regione del tumore
➤ Supporto renale (coda di cavallo, verga d'oro), ZMR / Vortex
➤ Risoluzione di campi infiammatori con TIB, procaina o chirurgicamente, ad es. denti
➤ Tira olio attraverso i denti, disintossicaz. del fegato sec. *Moritz*
➤ Clistere di olio (sec. *Budwig*)
➤ Clisteri con caffè biologico messicano dell'altopiano
➤ Idroterapia del colon e simbionti intestinali, colostro
➤ Infusi di procaina (senza bicarbonato aggiunto)
➤ Sangue autologo, HOT, ozono terapia ad alto dosaggio
➤ Metodo *Baunscheidt*, metodo di risolvere tossini sec. *Aschner*
➤ Utile: calore (ipertermia, luce rossa, sauna)
➤ Soluzione di Lugol (puls. > 120) con supp. cardiaco (Digitalis)
➤ ↑circolazione sanguigna, ↑drenaggio (venoso, linfatico > LYMPHO*DYN*®)
➤ Terapia della luce (laser locale, luce rossa), laser a rossa i.v.
➤ Variazione del ph con acidi (agrumi, aceto) > neutrale
➤ Insufflazione rettale di ozono
➤ Balneoterapia (*Stanger, Kneipp*)
➤ Digiuno più o meno lungo (secondo la tua costituzione)

➢ Attività fisica sudata, ormesi

➢ Terapia tonale di base secondo di prof. *V. Mukunda*, applicazione del suono locale

➢ Polarità corretta del sistema CC → NEC 708

➢ Fotoni coerenti → ZMR/Vortex, MRT 503, Equalizer EQ 103

➢ Elettroni + protoni → dieta di *Budwig*, MRT 503, EQ 103

Le abbreviazioni elencate sono utilizzate per fare riferimento ai metodi di terapia della Terapia dell'Informazione Biofisica TIB (vedere in letteratura).

Questi e altri metodi servono anche per scambiare gradualmente l'acqua corporea con le informazioni patologiche memorizzate, per bilanciare il valore del ph nel tessuto (standard 7.0) e per ripristinare il suo ritmo giorno-notte.

Il successo può essere visto nelle urine: al mattino circa ph 5, a mezzogiorno 7, la sera 5.

Questo non ha nulla a che fare con il ph dei tessuti, ma riflette piuttosto la funzione del fegato. Se il ritmo sopra descritto è corretto, questo è uno dei prerequisiti per la normale funzione di disintossicazione.

Il ritmo può essere supportato dalla metionina (SAM-e) la sera e dal citrato di potassio al mattino. Il dosaggio dipende dal ph delle urine.

4.7.1.1. Scomposizione delle tossine delle fungine

➢ I funghi non possono essere uccisi; si trasformano sotto stress

➢ Funghi medicin. (lievito di birra! Reishi, Maitake, Shitake ecc.

➢ Avermectine (Ivermectin) "Scabioral", "Driponin"

➢ Nosodi a fungo (secondo il test)

101

- Neutralizza gli alcaloidi tossici con infusioni di colesterolo
- Terapia del sangue autologo
- Plasmaferesi o aferesi
- Tannino, CurSiMag, *Secale cornutum D3*
- Sostanze acide: purea di limone (con la buccia), aceto > base
- Cambiamento nella dieta in base al gruppo sanguigno;
- Carboidrati↓
- Oli omega (olio di krill)
- **Coccidia:** clisteri di caffè, idroterapia del colon, ozono locale
- Origano, aglio, propoli, olio di cocco, tarassaco
- Allenamento al movimento
- **Sole!** → energia di ionizzazione

4.7.1.2. Procedure adiuvanti

- Elettroterapia secondo *Pekar / Nordenström*
- Radioterapia locale > calore (prostata)
- Ormoni (cancro d. mamma e prostata) testost., progest., estriolo
- Oli ELDI di *J. Budwig*, dieta a base di quark con olio di lino
- Terapia laser locale (metastasi, prof. *Vogel* D-Frankfurt/Main)
- Terapia *Gerson* (Tijuana Messico, succhi di verdura, clisteri)
- Modello di lebbra (ZMR/ Vortex, trattam. con nosodi ereditari)
- Omeopatia *Banerji*, Ayurveda
- Terapia con cellule staminali (dott. *Nesselhut*), cura con timo
- Terapia attiva contro la febbre (virus, dott. *Thaller*)
- La terapia tono di base (prof. *Vemu Mukunda*)
- Formazione Autonomia (prof. *Grosshardt-Maticek*)
- Terapia della risata (vedi Cap. 4.7.2.)
- Passaggio per due animali

4.7.1.3. Medicinali e integratori alimentari

> Zeolite (KlinSiMag / CurSiMag)
> Enzimi proteolitici (Wobe-Mugos)
> Minerali e vitamine secondo il test, MAP (aminoacidi),
> Acido α-lipoico, acetil-l-carnitina, infuso di s-acetil-glutatione
> Metformina, Tagamet,
> Vischio, incenso africano
> Attivazione del fegato (silimarina, tarassaco, ornitina, Gelum)
> Attivazione nitroossigeno (arginina 6g in serrata)
> Houttuynia, Takuna (antivirale per herpes, EBV, Citomegalia)
> Banderol, Samento (antibatterico per Borrelia, Chlamydia)
> Nosodi di batteri, virus, vaccinazioni (secondo il test)
> Resveratrolo (vino rosso), astragalo
> Terpeni (oli essenziali es. lime, finocchio, cumino, menta piperita, rosmarino), valeriana, olive; Ginkgo, chiodi di garofano, corteccia di betulla; carotenoidi, piperina (pepe nero)
> Buccia di mela, uva spina, mirtillo (bollito), erbe selvatiche, catechine (cacao, tè verde)
> Iodio, selenio, zinco, magnesio, tirosina (vedere la Cap. 4.7.3)
> Rafforzam. del cuore con glicosidi, biancospino, Q 10, NADH
> Melatonina ad alto dosaggio (20 mg in serrata), 5-HTP, SAM-e
> Glucosa-K2 (decalcific. epifisaria, rinnovo tessuto connettivo)
> Fiori di *Bach*, naltressone a basso dosaggio (schizofrenia, dipendenza) > gli schizofrenici non si ammalano di cancro!
> Peroxodisulfuric acido (fortem. dil. 3c. al giorno) > radicali ↑

Questo speciale acido solforico ($H_2S_2O_8$) stimola la formazione di radicali nella cellula tumorale, che favorisce la differenziazione.

Questo elenco non è affatto completo. Alcuni altri aspetti verranno aggiunti in seguito. Soprattutto, dovrebbero essere forniti spunti di riflessione. Ma non può essere ripetuto abbastanza spesso: prima o in parallelo, ma mai per ultimo, l'ambiente delle cellule dovrebbe essere riabilitato e le cause responsabili di esso eliminate!

Al fine di rendere difficile la vita ai parassiti e di riportare il terreno perduto, le misure consigliate sono in accordo al punto 4.7.3. fortemente consigliato.

Allo stesso tempo, dal momento che un tempo più lungo di piombo è prevedibile, l'ologramma radica, che è richiesto per la costruzione della struttura, viene restituito. Non negoziabile, invece, è la *rinuncia totale ai cellulari & Co.* (compresi i telefoni Wi-Fi e telef. senza fili). La selezione si basa sulle possibilità nella pratica.

4.7.2. Restituzione dei nervi
- ➢ Riabilitazione geopatica della zona notte
- ➢ 7-9 ore di sonno, oscurato, rumorosità ridotta, temperatura ambiente 18°C
- ➢ Inversione di polarità CC con NEC 708
- ➢ Biofeedback con il cervello (MRT 503, Equalizer EQ 103)
- ➢ Pulsazione DC (LYMPHO*DYN*®), frequenza di *Schumann*
- ➢ Detossicazione d'amalgama, cadmio, piombo, alluminio
- ➢ Eliminare i danni da vaccinazione (con TIB), le tossine ambientali (diossina!)
- ➢ Terapia neurale, infusioni di procaina (senza bicarbonato)
- ➢ Flusso trasversale di cervello (onde corte sec. *Schliephake*)
- ➢ Vitamine del gruppo B + uridina monofosfato (Keltican forte)
- ➢ Partenolide (partenio), acido α-lipoico, acetil-l-carnitina
- ➢ Fosfatidilserina, oli omega 3 (olio di krill o olio di lino)
- ➢ Dieta chetogenica, grasso di cocco, estrazione di olio al mattino
- ➢ Luce coerente (laser), luce rossa (630 nm)
- ➢ Organoterapia (WALA, Regeneresen)
- ➢ Musica (anche come CD *Haffelder*) nella tono basale

➢ Passeggiate nel bosco e tanto sole, aromaterapia
➢ Rapporti sessuali regolari, terapia della risata
➢ Per la stimolazione della tiroide, vedere il punto 4.7.3

Tutte le misure dipendono dal normale funzionamento del metabolismo di tutte le cellule. Un prerequisito per questo è *una dieta equilibrata con un apporto di carboidrati notevolmente ridotto*, orientato verso il gruppo sanguigno.

La ghiandola tiroidea svolge un ruolo speciale nella regolazione a 4 poli del metabolismo cellulare secondo *J. Scho*le (Fig.1). È anche responsabile di garantire che *l'energia di ionizzazione* sia sufficientemente alta. Dipende quindi da esso quanti carici elettrici liberi sono disponibili. I componenti alimentari possono essere lavorati solo nella forma ionizzata. Altrimenti ci saranno mancanze.
L'altra area importante è il flusso sanguigno venoso dipendente e la linfa in modo che non si verifichi la stasi locale. Questi possono preparare il terreno per i parassiti, in particolare i funghi.

4.7.3. Attivazione della funzione tiroidea
➢ Alghe brune (Kelp, Ecklonia cava) ad alta dose
➢ Soluzione di Lugol (PF > 120) con supporto cardiaco (digitale)
➢ Mattina selenio (300-900 µg), zinco (80 mg) alla sera
➢ L-tirosina (→ dopamina, tiroxina)
➢ Magnesio (300-600 mg)
➢ Sostituzione tiroxina (solo se TSH > 1)
➢ Compens. i deficit di progesterone in base ai risult. del sangue
➢ Ripartizione degli anticorpi tramite terapia del sangue autologo
➢ Organoterapia (Regeneresen, WALA)
➢ Terapia neurale (2x1 ml procaina localmente)
➢ Supporto epatico (percorso di smantellamento T4 > T3)

La vita non è degna di essere vissuta senza significato e scopo. Il cancro è la caratteristica esterna di **rinunciare a se stessi**. Il desiderio di morte è proiettato nel futuro.

Non esiste una cura in queste circostanze. L'abbandono (arrendo) è l'opposto polare dell'"entusiasmo per la vita". Questo "spin-flip" deve essere elaborato in molte discussioni uno contro uno.

4.7.4. Cambiamento nella coscienza

➢ Risoluzione dei conflitti, perdonare, dimenticare (madre/padre!)
➢ Elaborazione dell'evento scatenante, principalmente perdita
➢ Soluzione d'urto (ZMR / Vortex, MRT 503, Equalizer EQ 103)
➢ Il paziente dovrebbe essere fedele alla verità, non alle bugie
➢ Tornare all'autenticità
➢ Attuare bisogni di anima repressi > nuove relazioni!
➢ Famiglia, amici, lavoro, hobby, atmosfera
➢ Appartamento, luogo di residenza, campagna contro città
➢ Compiti nuovi e significativi
➢ Comprendi la malattia come compito di apprendimento
➢ Assumiti la responsabilità della vita
➢ Impara ad amare te stesso
➢ Dalla consapevolezza del prendere a quella del dare
➢ Cerca consapevolm. lo stato base della meccanica quantistica
➢ Meditazione, training autogeno
➢ Cibo per l'anima: poesia, musica, pittura, esperi. nella natura
➢ Sapori, colori, passeggiate nei boschi
➢ Comprendi te stesso come una parte indispensabile della creazione di Dio.

(Confronta anche la Capitolo 3.9.2. "Riallineamento" a pag. 85)

Come già spiegato nei capitoli precedenti, il tumore stesso viene utilizzato solo come **riferimento** per documentare l'andamento della terapia. Questo non è sempre possibile, poiché non è raro che i pazienti decidano il trattamento naturopatico solo dopo un'operazione. Poi ci sono altri parametri, ad esempio i marker tumorali.

Inoltre, specialisti oncologici esperti con localizzazione favorevole possono certamente tentare di infiltrare il tumore con bicarbonato inibendo allo stesso tempo l'idrasi carbonatica con acetazolamide. Lo stesso vale per la galvanoterapia secondo *Pekar / Nordenström.*

Dopo aver studiato la letteratura e la propria esperienza, *W. Zöch* suggerisce quanto segue per il trattamento locale del tumore (citazione):
"In linea di principio, la terapia è abbastanza semplice offrendo alla cellula cancerosa grandi quantità di **bicarbonato**[1], che importa" avidamente" e allo stesso tempo blocca **l'anidrasi carbonica**[2], che porta ad un aumento fulminante dell'acido carbonico intracellulare.
L'apporto di bicarbonato porta ad acidificazione (sic!) in caso di anidrasi carbonica sovraccaricata o inibita (acetazolamide "Diamox") perché l'acido carbonico non decomponibile si regola dissociativamente ad un valore di ph intorno a 6.5. La cellula cancerosa muore per avvelenamento da acido carbonico ".

Riferimento:

1) Robey IF, Baggett BK, Kirkpatrick ND, Roe DJ, Dosescu J, Sloane BF, Hashim AI, Morse DL, Raghunand N, Gatenby RA, Gillies RJ "Il bicarbonato aumenta il ph del tumore e inibisce le metastasi spontanee" Citazione astratta "... Questo trattamento è stato dimostrato che il regime aumenta significativamente il ph extracellulare, ma non il ph intracellulare, dei tumori mediante spettroscopia di risonanza magnetica 31P e l'esportazione di acido dai tumori in crescita mediante microscopia a fluorescenza di tumori cresciuti in camere a finestra.... "Cancer Res 2009; 69: (6): 2260-8, 15 marzo 2009
2) Xue-Jun Li, Yang Xiang, Bing Ma e Xiao-Qiang Qi "Effetti dell'acetazolamide combinata con o senza NaHCO3 sulla soppressione della crescita delle neoplasie, delle metastasi e dell'espressione proteica dell'acquaporina-1 (AQP1)" Int. J. Mol. Sci. 2007, 8, 229-240, 13 marzo 2007

4.7.5. Sciogliere il mantello acido del tumore

➤ Iniettare bicarbonato localmente (!)
➤ Inibitore dell'anidrasi carbonica (ad es. Diamox → potassio ↓)
➤ Compensare la distribuzione degli elettroni (utilizzando TIB)
➤ Gelum gocce 3 x 30 / giorno (sec. dottssa. *Fryda*) → butirrato
➤ Infusi di procaina con citrato di magnesio (*senza* bicarbonato)

L'iniezione locale di bicarbonato è molto promettente per i tumori che non sono troppo profondi in connessione con l'acetazolamide è già stata utilizzata spesso. Ma nonostante tutto, il problema fondamentale non è risolto, ovvero *l'avvelenamento ambientale* delle cellule, che in ultima analisi è anche responsabile della perdita di controllo da parte del cervello.

Ma ogni misura che porta ad una riduzione del tumore e che può essere eseguita con relativamente poco sforzo e pochi effetti collaterali crea speranza e fiducia. In nessun caso dovrebbe essere lasciato così! Perché la causa non è stata registrata e bisogna aspettarsi recidive.

Pertanto, è ancora necessaria una selezione dai punti precedenti per affrontare il problema alla radice. Solo allora si può ottenere una vera cura e anzi: il cancro è curabile!

La priorità qui è la disintossicazione e il trattamento delle cause. Consiste nella risoluzione del conflitto e nella trascendenza dell'evento scatenante.

La tolleranza si è trasformata in debolezza con intolleranza verso se stessi, quindi autoinganno, auto-menzogne, incoerenza. Non sono state prese decisioni importanti, fino all'abbandono di sé compreso. Non c'era alcun riferimento al presente.

Solo quando si comprende il senso superiore, può avvenire la guarigione.

Risultati

Ognuno è un individuo distintivo e, in caso di malattia, ha bisogno anche di una terapia il più possibile su misura per lui.

Ci sono quindi molti punti di partenza che devono essere presi in considerazione. Questo può creare confusione all'inizio, motivo per cui non può essere affrontato in modo mirato senza una gerarchia. Ci sono però alcuni punti che praticamente entrano in gioco sempre e non vanno mai trascurati. Ciò include la **temperatura corporea,** *per la quale la tiroide è principalmente responsabile. Moltissime persone hanno un disturbo in questo importante organo, ma non lo sanno. Qui potrebbero già essere prese misure profilattiche.*

Un altro punto è il **circolazione,** *soprattutto nel microscopico piccoli capillari (microcircolazione) e i vasi linfatici fini.*
Qui in particolare si verificano spesso disturbi del flusso, che possono preparare il terreno per i parassiti. Questi sono i principali responsabili della perdita di informazioni vitali, in particolare per la differenziazione delle cellule staminali.

L'essere umano è un **sistema elettrico** *ad alta tensione. Tutte le funzioni del corpo si basano su questo. I portatori di carica più importanti (oltre agli ioni) sono gli* **elettroni** *(deacidificano, portatori di esperienza), in quanto avversari dei protoni, che acidificano il tessuto. Queste relazioni sono in primo piano. Tuttavia, non vengono presi in considerazione in una pratica medica convenzionale.*

La formazione dell'ologramma di **Maser,** *che è formato dal sistema nervoso arcaico e rappresenta il modello per tutte le forme (organi, ecc.), dipende dalla tensione elettrica.*

Anche la funzione nervosa è elettrica, così come la regressione delle fibre nervose è correlata a una perdita di tensione.

L'ambiente *in famiglia e sul lavoro (contesto) non deve essere sottovalutato. Ogni malattia, ma anche il processo di guarigione, ne è fortemente influenzato. Lo stress ha spesso radici profonde che si estendono fino* ***all'infanzia****. Soprattutto, il* ***rapporto madre e/o padre*** *gioca un ruolo decisivo. Molte tensioni e conflitti nella vita possono essere attribuiti ad esso.*

Questi possono materializzarsi come campi di interferenza. Psico-trauma, infiammazione cronica, esposizione a metalli pesanti e parassitosi sono solitamente correlati, il che richiede un concetto terapeutico completo.

Durante la diagnosi, tutti questi punti dovrebbero essere chiariti e quindi dovrebbe essere fatta una selezione mirata dalle proposte di trattamento fornite. Nulla deve essere trascurato!

La ***dissoluzione del tumore*** *è un grande successo. Ma serve solo alla tranquillità del paziente. Non ancora ha nulla a che fare con la guarigione. Questo dovrebbe essere compreso al più tardi a questo punto, altrimenti devono essere previste recidive.*

5. Prevenzione e diagnostica

Il miglior trattamento contro il cancro è quello di cui si può fare a meno. Pertanto, la prevenzione dovrebbe e può essere fatta ogni volta che è possibile. Sorprendentemente, il cancro ha molto a che fare con l'infiammazione.

L'infiammazione (non l'infezione), d'altra parte, ha molto in comune con i processi d'invecchiamento. Prevenzione quindi non significa solo profilassi, ma anche più vitalità. Ecco perché l'attenzione è concentrata sull'infiammazione.

5.1. Le conseguenze dell'infiammazione cronica

- ➢ Arresto della rigenerazione cellulare (deragliamento anabolico)
- ➢ Sovrastimolazione dei fattori di crescita > rischio di cancro
- ➢ Aumento della formazione di nuovi vasi sanguigni
- ➢ I fibroblasti senescenti attivano EMT > ↑ rischio di cancro
- ➢ Attivazione della telomerasi
- ➢ Distruzione della matrice extracellulare da parte delle metallo-proteinasi
- ➢ Attivazione dei recettori degli ormoni anabolici (dominanza degli estrogeni)
- ➢ Mancanza di riparazione del DNA, mutazione dei mitocondri
- ➢ Effetto di *Warburg* (glicolisi anaerobica)

5.2. Superare l'infiammazione cronica

- ➢ Rafforzare la funzione della gh. pituitaria, tiroide, surrenale
- ➢ Bilanciamento del metabolismo cellulare con CMR / Vortex, MRT 503, Equalizer EQ 103
- ➢ Struttura del microbioma! (microrganismi efficaci)
- ➢ Esercizio adattato (nella foresta!), sport, sole
- ➢ Oli Omega 3, lecitina> olio di krill! Potassio, vitamine B1, B6,

> ➤ Supporto con curcumina (CurSiMag®), resveratrolo, piperina,
> ➤ Frankincense, enzimi proteolitici, 25 mg di aspirina il giorno
> ➤ Aminoacido l-carnosina contro AGE e metalli tossici
> ➤ Calore (luce rossa), ipertermia, terapia febbrile attiva
> ➤ Ozonoterapia, HOT, sangue autologo, urina autologa

Una forma speciale sono le malattie autoimmuni in cui l'allenamento della tolleranza del timo è fallito. Ma questo può essere addestrato.

5.3 Cause delle malattie autoimmuni
> ➤ Mancanza di sole, più comune al nord
> ➤ Mancanza di esercizio, mancanza di passeggiate nella foresta!
> ➤ Deragliamenti anabolici o catabolici
> ➤ Mancanza di nitro ossigeno, ridotta capacità di disintossicazione (linfa, fegato)
> ➤ Campi disturbanti, residui metallici, calcificazioni
> ➤ Aumento di NF-κB a causa di più stimoli
> ➤ Processi di guarigione ritardati
> ➤ Consumo di latte! (recettori B9)
> ➤ Blocchi dei recettori da parte di batteri / virus
> ➤ Misurazione "vitamina" D per il blocco RVD
> ➤ Lectine (nelle verdure) possono causare malattie auto-immuni
> ➤ Vaccinazione mRNA

L'infiammazioni curative viene spesso scambiata per infezione e trattata con antibiotici. Questa è una controindicazione assoluta!

5.4. Diagnostica utile
Oltre alla solita diagnostica medica ortodossa, ci sono alcuni punti chiave che devono assolutamente essere presi in considerazione:

> Quando e in quali circostanze (contesto) la "brama di vivere" si è trasformata in una "non brama" con una negazione dei bisogni che producono la brama?
> Quale perdita di relazione è stata responsabile di questo?
> Per chi era un sostituto > madre o padre?
> Chiarimento approfond. della relazione madre/padre (infanzia)
> Fardelli permanenti attraverso una persona/oggetto negativo > impotenza
> Situazioni di shock irrisolte
> Ambiente personale, stili di vita, assuefazioni, dipendenze
> Relazioni e situazioni stressanti (famiglia, lavoro)
> Test di Lüscher, classificazione nel cubo di *Lüscher*
> EEG secondo *G. Haffelder* > CD musicale
> Capacità di regolare del metabol. cellulare (ZMR, MORA*nova*)
> Test: danno da vaccino; tossine ambient. (bisfenolo A, diossina)
> Esame funzionale delle 3 ghiand. ormonali della metabolismo
> Diagnostica tiroidea, Se, Zn, progesterone
> Controllo del milieu (elettrosmog, geopatia)
> Test per danni da vaccino
> Test per le tossine ambientali (bisfenolo A, diossina, PCP)
> Test per pesticidi (glifosato, DDT)
> Test per metalli pesanti (piombo, mercurio, Cd, Pd, arsenico)
> Ti, Ni, alluminia (favorisce la diffusione di Borrelia e virus)
> Virus neurotossici: Citomegalia, EBV, Varicella, HHV VI
> Enterovirus: Polio, Coxsackie, Echovirus
> Enterobatteri: Yersinia, Enterobacter, Campylobacter
> Borrelia; Clamidia, Micoplasma, Legionella
> Funghi, coccidi
> LPS (endotossine che utilizzano il test Limulus amebocyte lisate)
> Diagnosi di focolai (DFM, VEGA-check, Kinesiologia)
> Comportam. alimentare (rapporto oli / proteine, gruppo sanguinaria)

> Campione di feci (prestazioni di disintossicazione), acidi biliari, permeabilità intestinale
> Sedimentazione, emocromo, CRP, colesterolo, NF-κB (> infiammazione)
> Elettroforesi, IGF-1 (infiammazione, mancanza di proteine)
> Nagalase (come indicazione per la terapia con GcMAF)
> Profilo glicemico + insulina, HbA1c, trigliceridi (diabete)
> Valori epatici, funzione renale, determinaz. AC, marcatori tum.
> Test delle urine: 3 misurazioni del ph (funzionalità epatica)
> Ormoni sessuali, pregnenololo, DHEAS, testo "Estronex"
> Stato del recettore, che rappresenta il recettore della "vitam." D
> Vitamine del gruppo B (mancanza di acido gastrico?)
> Sistema nervoso autonomo (HRV, tonometria) +/- polarità
> Parametri tiroidei, neuromodulatori (nella saliva)
> Credenze (Kinesiologia)

La mammografia e la puntura dovrebbero essere evitate (rischio di diffusione cellulare).

5.5. Rafforzare il sistema immunitario
> Astragalus membranaceus (Cina)
> Beta-Glucano (nelle alghe brune), AHCC (estratto di funghi)
> Lievito di birra
> Butilidrossitoluene BHT (conservante)
> Insalata di "oppio" (cicoria, radicchio, indivia, lattuga, basilico, luppolo)
> Cordyceps sinensis (fungo bruco cinese)
> Litio (calma, sostiene il sistema immunitario e favorisce la rigenerazione)
> Indio (migliora notevolmente l'assorbimento dei nutrienti)
> Trasfusione di sangue (sangue fresco)
> Ginseng coreano rosso
> Radice di taiga (Eleuterococco)

- ➢ Cacao (solo tostato a 115 °)
- ➢ Cannabis! Ashwaganda, Amara, olio di krill
- ➢ GABA (pomodoro al vapore, patate, riso germogliato)
- ➢ Mucuna pruriens (fagiolo prurito, stimola della dopamina)
- ➢ Gotu Kola (centella asiatica, "erba dell'illuminazione")
- ➢ Acetil-l-carnitina con acido alfa-lipoico
- ➢ Terapia della risata!

La farmacia di Dio ci offre una ricca selezione di sostanze utili:

5.5.1. Le erbe medicinali più importanti

- ➢ Resveratrolo (uva rossa, arachidi, ribes, prugne, bucce di pomodoro)
- ➢ Pterostilbene (resveratrolo doppio metilato, bacche scure, aglio)
- ➢ Curcumina (600indicat. $\downarrow$NF-кB $\downarrow$diabete $\downarrow$infiamm. $\downarrow$dell'Alzh. $\downarrow$grassi)
- ➢ Terpeni (oli essenz. es. lime, finocchio, cumino, menta piperita) cancro$\downarrow$!
  - o mono-terpeni: valeriana, olive;
  - o di-terpeni: taxolo, rosmarino, ginkgo
  - o tri-terpeni: olive, chiodi di garofano, vischio, corteccia di betulla
  - o tetra-terpeni: carotenoidi
- ➢ Fisetina (mele, uva spina: stabilizz. il resveratr.: attivo. rigener., cancro$\downarrow$)
- ➢ Piperina (pepe nero: migliora la biodisponibilità)
- ➢ Putrescina da ornitina > spermidina, spermina

Molte di queste sostanze naturali dovrebbero essere presenti nel menu ogni giorno, non solo il pepe. Tuttavia, è meglio usarlo consapevolmente senza stress in cucina, unito alla gratitudine per questi doni della natura.

Fonti naturali di resveratrolo

➢ **Verdure:** crescione, carciofi, asparagi, verdure a foglia, tutti i tipi di cavoli, peperoni, carote selvatiche, sedano, cetriolo, spinaci, zucca, zucchine, melanzane

➢ **Frutta:** agrumi, olive, mele, fragole, prugne, fichi, lamponi, pere, meloni, ribes, uva, mirtilli (cotti!)

➢ **Erbe aromatiche:** basilico, rosmarino, timo, prezzemolo, salvia, dente di leone, bacche di biancospino, piantaggine, menta, rosa canina, camomilla, cardo mariano, verbena odorosa, peperoncino

5.6. Terapia dell'Informazione Biofisica TIB

➢ Terapia dei chakra (sincronizzazione con lo spazio quantistico, riduzione dello stress)

➢ Terapia dei meridiani, elettrodi a pinza (conness. con l'anima)

➢ Terapia del tono di base (armonia con le informazioni originali, decelerazione)

➢ Terapia di rigenerazione della matrice 1 volta / settimana (riduzione dello stress)

➢ Trattamento del campo d'interfer.locale (MRT, ZMR, EQ 103)

➢ Pulizia del canale di ricezione con Equalizer EQ 103

➢ Equilibrio simpatico-parasimpatico

➢ Biofeedback con il cervello (MRT 503, Equalizer EQ 103)

➢ Terapia drenante (vaccinazioni, metalli tossici)

➢ Terapia della costituzione (modulo di coerenza G-4, colori, tono di base)

➢ Inversione di polarità, VRT e terapia con le cuffie (sincronizzaz.)

➢ Terapia di coerenza, terapia respiratoria (ritmizzazione del cuore)

➢ Importazione delle informazioni sul tumore (feedback c. cervello)

➢ Sangue autologo, urina (microbi e LPS)

5.7. Dieta speciale secondo J. Schole

> Evita rigorosamente i seguenti carboidrati per 6 settimane:
>> o Cereali (riso, mais, grano, segale, ecc.)
>> o Zucchero (tutti i dolci, miele), frutta dolce
>> o Ortaggi a radice cotti (carote ecc.)
>> o Birra, liquori

Controindicazioni: cirrosi epatica, sarcoidosi, reumatismi acuti

Effetti:

> I chetoni si formano in misura maggiore > alimentazione di base per il cervello!
> Degradaz. gli AGE (prodotti finali della glicazione avanzata)
> M. Alzheimer e demenza sono in declino
> Il fegato grasso (NAFLD) sta regredendo
> La resistenza all'insulina è eliminata > il rischio di diabete diminuisce
> Le placche aterosclerotiche vengono scomposte
> Il rischio di tumore diminuisce drasticamente
> Lo STH aumenta:
>> o la perdita di peso
>> o costruzione muscolare
>> o rigenerazione
>> o miglioramento del sistema immunitario
>> o dissoluzione di focolai di infiammazione

Gli effetti descritti compaiono dopo 6 settimane, motivo per cui questo tipo di cambio di dieta è in assoluto il più efficace, non solo per i malati di cancro. *Più il paziente è anziano, più lento è il passaggio!*
Oltre alla limitazione di cui sopra, ci sono le seguenti controindicazioni:
Sarcoide (M. Boeck), cirrosi epatica, reumatismi sieropositivi.

In tutte le malattie croniche c'è un deragliamento del metabolismo cellulare, anabolico o catabolico (vedi Fig.1 pagina 16). Questo è un ostacolo assoluto alla guarigione! Le ragioni principali di ciò sono lo stress psicologico permanente (paura!) E il blocco del fattore di rilascio di STH da parte dell'insulina. Questa dieta speciale chetogenica consente da sola la normalizzazione del metabolismo cellulare!

Risultati

Il cancro è un problema complesso, ma dai principi chiari. L'accumulo con l'aumentare dell'età sottolinea le precedenti affermazioni. Perché anno dopo anno la matrice del tessuto connettivo è più sollecitata, con contemporanea interruzione del linfodrenaggio.

Il tentativo spesso laborioso dell'organismo di liberare il tessuto dai suoi fardelli attraverso l'infiammazione diventa spesso un processo cronico. Ciò è dovuto non da ultimo alla mancanza di energia di ionizzazione e alla perdita di controllo del cervello a causa della degenerazione dei nervi.

La luce solare diretta, che di solito viene evitata per paura del cancro, ha un'influenza completamente sottovalutata. Ma protegge fino a 17 tipi di cancro! La produzione dell'ormone D ("vitamina" D) è solo un effetto collaterale desiderato.

Il cibo può essere lavorato solo allo stato ionizzato. Parte dell'energia necessaria per questo è fornita dalla ghiandola tiroidea, ma in misura molto maggiore dal sole.

Non è solo il calore ad essere responsabile della protezione contro il cancro, ma anche i raggi UV in particolare, che rendono difficile la vita ai parassiti.

I parassiti svolgono un ruolo importante nello sviluppo del cancro, ma non sono la causa, ma solo la conseguenza della perdita di tensione (dielettrica) nella matrice a causa dei suoi vari carichi.

I nostri corpi e tutti gli esseri viventi in generale sono sistemi elettrici altamente dinamici. Si presta troppo poca attenzione a questa particolarità.
Varie misure terapeutiche della natura possono fornire un ottimo supporto.

I metodi bioenergetici e le diete speciali (Budwig, Schole) hanno qui una posizione speciale.

6. Panoramica completa

Il lettore attento che è arrivato fin qui probabilmente avrà un ronzio di testa. Tanti dati, tanti fatti! La nebbia può diradarsi solo se l'argomento principale è tenuto in primo piano:

I cancro è il risultato della perdita di controllo del cervello dovuta alla **neurodegenerazione** dovuta all'avvelenamento da matrice.

Se fosse possibile ripristinare la piena funzionalità dello SNC, il tema del "cancro" sarebbe affrontato a breve con alcune misure di accompagnamento. Ma ora, di tutti i tempi, lo spettatore diventa insicuro perché fino ad ora quest'argomento non ha ricevuto alcuna attenzione, infatti perché questa malattia è stata finora vista da una prospettiva completamente diversa, cioè puramente correlata al tumore.

Che cosa significa rendere di nuovo completamente funzionale il sistema nervoso centrale? Ciò implica due cose: prima di tutto, si tratta della restituzione delle fibre nervose degenerate. Ciò riguarda principalmente l'area del tumore. Ma allo stesso tempo influisce sul **modello della funzione neurale**. L'intera rete neurale genera un ologramma maser, con il quale viene determinata e ordinata la struttura del tessuto. La mancanza di nervi porta quindi a un difetto nell'ologramma, che apre lo spazio a strutture caotiche.

Un sistema nervoso completamente sviluppato e funzionale esclude completamente il cancro!

Questo è il messaggio centrale. Le ragioni della neurodegenerazione sono state trattate ampiamente in questo libro (dal Capitolo 3.2, p.65). Ora si tratta di rendere possibile la ricostruzione e sostenerla con misure mirate, ma allo stesso tempo eliminare tutto ciò che la impedisce (vedi Capitolo 4.7.1. pag. 100). Questo include, soprattutto, tutti i blocchi che sono stati posti da se stessi.

Ciò che inizialmente era utile come protezione contro un danno maggiore, ha un effetto massiccio di promozione della malattia se l'evento scatenante non viene elaborato e viene invece soppresso in modo permanente con un alto dispendio energetico (consumo di elettroni dell'essenza).

6.1. Rete neurale

Fortunatamente, contrariamente alla credenza precedente, le fibre nervose possono rigenerarsi quando le condizioni sono soddisfatte. Questi includono gli *elementi costitutivi* del colesterolo (anch'esso formato nel cervello), fosfatidi serina, vitamine B e oli omega (ad esempio olio di krill o olio di lino).

Requisito *indispensabile è la normalizzazione del metabolismo cellulare*, che è regolato dallo STH (ormone della crescita) e dai peptidi anabolizzanti per il metabolismo di sintesi oltre che da cortisolo e tiroxina per il metabolismo energetico (Fig.1 pag.16). La tiroxina si distingue perché è responsabile del calore corporeo necessario, ma promuove anche la neuroregenerazione. Particolare attenzione deve quindi essere prestata alla ghiandola tiroidea (ormone stimolante la tiroide OST dovrebbe essere 1 (vedi Capitolo 4.7.3. pagina 105).

Questa interazione complessa e altamente dinamica dei quattro regolatori può essere influenzata solo dall'esterno con la *Terapia dell'Informazione Biofisica TIB*. Lo ZMR / Vortex e il dispositivo MRT 503 sono adatti a questo, ma anche il nuovo Equalizer EQ 103 (Capitolo 5.6. pagina 115).

Senza questi dispositivi, si dovrebbe almeno tentare di registrare l'attuale situazione metabolica. Cancro significa sempre deragliamento catabolico, che impedisce la differenziazione cellulare. Secondo le leggi redatte dal prof. *Jürgen Schole,* qui deve essere intrapresa un'azione di supporto (leggi in "Malattie regolatori" di *Schole / Lutz,* o in "Nozioni di base della vita" di *B. Köhler*).

I preparati di organi, in particolare REGENERESEN (*Dyckerhoff*), ma anche cellule fresche, si sono dimostrate molto efficaci. L'azienda WALA produce preparati per organi omeopatici che sono anche molto adatti.

La neurogenesi può essere stimolata tutti e cinque i sensi. Questo è il motivo per cui la musica (anche come CD di *Haffelder*) e il canto o il ronzio nel tono base sono molto utili, così come l'aromaterapia e le passeggiate nei boschi.

Il ripristino completo delle fibre nervose può richiedere fino a sei ci vogliono mesi. Sono quindi necessarie misure di accompagnamento per colmare il divario tempo.

6.2. Biofeedback

In definitiva, si tratta di riattivare la funzione di controllo attraverso il cervello. Ciò richiede feedback da tutte le regioni del corpo. Questo può essere fatto utilizzando i dispositivi TIB sopra menzionati nella stessa sessione, il che semplifica notevolmente il trattamento. All'inizio, questo dovrebbe essere fatto quotidianamente, più tardi una volta alla settimana e, man mano che il tuo benessere migliora, sempre meno.

6.3. Misure di accompagnamento

Ciò include tutti i registri che possono essere utilizzati per la *disintossicazione dalla matrice* (vedere la Cap. 4.7.1. pagina 100). L'attenzione si concentra sul **flusso linfatico**. Nonostante le affermazioni contraddittorie, il drenaggio linfatico non è controindicato nel cancro perché il modello di cancro della medicina convenzionale è sbagliato. La temuta semina delle cellule staminali tumorali avviene molto prima. Tuttavia, questi *non* possono crescere sotto l'osservazione di un cervello completamente funzionante – nessuna possibilità!

Il *drenaggio linfatico regolare*, eseguito abilmente, fa parte del programma tanto quanto il trattamento con il dispositivo **LYMPHO-DYN®** di nuova concezione, che spinge la linfa di fronte a voi tramite onde induttive di corrente continua. Ma non è tutto. L'effetto semiconduttore della matrice contenente silicio è quindi anche aumentato, il che si traduce in un flusso di elettroni migliorato.

Sempre con la terapia dell'informazione, *gli stress testati (!) della matrice* vengono deviati individualmente: dai danni della vaccinazione alle tossine domestiche, all'alluminio, ai metalli pesanti, alla colonizzazione virale e batterica. Particolare attenzione è riservata ai *funghi* (diagnostica secondo il Cap. 5.4. pag. 112).

Queste misure non solo supportano il trattamento del cancro, ma hanno anche un effetto preventivo e rallentano l'invecchiamento.

In sostanza, si può dire che le **infezioni batteriche** raramente guariscono completamente perché di solito rimangono dei frammenti (lipopolisaccaridi LPS), soprattutto dopo il trattamento antibiotico. Questi residui possono stressare la matrice per tutta la vita, principalmente perché sono informativi da un lato e interferiscono con il dielettrico dall'altro (matrice come immagazzinamento di elettroni).

Quindi, se nel test di risonanza compaiono vecchie infezioni, dovrebbero comunque essere trattate anni dopo. La terapia dell'informazione con nosodi o il trattamento del sangue autologo sono adatti a questo.

Le **infezioni insidiose** (infiammazione silente) devono essere separate da questo. Non c'è vittoria per il sistema immunitario. Alcuni germi sopravvivono, specialmente nelle regioni con scarso apporto di sangue con drenaggio linfatico alterato o intracellulare. Secondo il livello di stress (anche alimentare, a es. zucchero), questi germi possono tornare attivi.

Ciò è particolarmente vero per i **campi infiammazioni silenziose**, specialmente nell'area dei denti e della mascella. Queste regioni sono fondamentali perché le tossine dei germi possono facilmente penetrare nel cervello.

Il trattamento antibiotico di solito è inutile perché il sangue non arriva nel punto in cui è accaduto. La cattiva circolazione protegge i germi. Il trattamento con luce rossa locale a volte può fare miracoli qui. Il trattamento a lungo termine con *antibiotici naturali* può essere effettuato in parallelo (almeno 6 mesi). Se i germi non sono noti, Banderol o Samento sono particolarmente indicati (soprattutto per Borrelia e Chlamydia), altrimenti si possono utilizzare i nosodi.

Ciò che si applica ai batteri si applica in modo speciale anche ai **virus**. Nessun virus può essere sconfitto dal sistema di difesa! Gli anticorpi specifici devono essere forniti per tutta la vita per resistere alla sfida, che mette a dura prova il sistema immunitario. Il miglior esempio è la varicella. Questi virus possono riapparire in età avanzata, quindi come il temuto herpes zoster.

Per questo motivo ogni informazione anamnestica deve essere verificata, da un lato con rilevamento di anticorpi nel sangue, dall'altro con un test di risonanza (Biotensore, EAV, Kinesiologia, ecc.). Il terapia come sopra.

In caso di *virus particolarmente resistenti* come herpes, EBV o Citomegalia, possono essere utilizzati con successo anche antivirali naturali, a es. Houttuynia o Takuna.

I colleghi che si sono fatti strada fino a questo punto dal punto di vista terapeutico e hanno rimosso la maggior parte degli stress (per un periodo di settimane) possono ora concentrarsi sui **funghi e sulle loro tossine**. Questo capitolo da solo è una grande sfida.

I funghi non possono essere distrutti. A volte sopravvivono persino agli incendi domestici. Il *rinnovamento completo dell'ambiente delle cellule* da solo fornisce benefici per il sistema immunitario. Pertanto, le misure di cui sopra devono essere prese prima.

I funghi medicinali (Reishi, Maitake, Shitake, Chaga, ecc.), Ma anche il lievito di birra, soprattutto per la Candida, offre un ottimo supporto. Anche i nosodi fungini (dopo il test) hanno senso.

Se non è del tutto chiaro di quale specie si tratti, è possibile eseguire un esperimento con Avermectine (Ivermectin) "Scabioral", "Driponin" previa verifica.

Una temperatura corporea sufficiente è un requisito fondamentale per i processi di guarigione ma ogni applicazione di calore ha un effetto di supporto.

Oltre ai "cadaveri" dei microbi, le micotossine rappresentano un grosso problema, soprattutto gli alcaloidi. Questi hanno un effetto neurotossico e anche direttamente cancerogeno.

Come ai punti 4.7. elencati a pagina 97, sono efficaci varie misure. Una selezione deve essere effettuata in base all'attrezzatura pratica. Idealmente, le singole procedure dovrebbero essere testate per la risonanza al fine di evitare richieste eccessive. La regola di Arndt-Schulz è ancora valida: gli impulsi deboli stimolano la vitalità, gli impulsi medi li rafforzano, gli impulsi forti li distruggono.

La **collaborazione del paziente** è indispensabile. Un impulso molto forte può essere impostato semplicemente cambiando la propria dieta. Questo dovrebbe essere fatto in base al gruppo sanguigno (secondo il dott. D'Adamo).
Fondamentalmente, devono essere ridotti i carboidrati rapidamente utilizzabili, ma anche il fruttosio. Coloro che si allenano molto, il che è auspicabile, bruciano più carboidrati. All'esterno c'è anche una maggiore possibilità di prendere più sole. Ciò aumenta l'energia di ionizzazione.

Le sostanze acide sono utili, ad esempio la purea di limone (con la buccia), ma anche l'aceto. Raccomandazioni complete, in particolare dal giardino delle piante, possono essere trovate al punto 5.5.1. alla pagina 115.

Tutti i suggerimenti e metodi hanno l'obiettivo di portare cambiamenti nella coscienza a tutti i livelli dell'ESSERE. Modificando l'ambiente, i microbi possono conquistare aree del corpo umano. Ma questo non è un processo passivo, è accompagnato da un alto livello d'intelligenza. Arriva anche al punto che i germi, compresi i funghi, ci contattano per influenzare in modo specifico la nostra psiche. Questo è ben noto da Toxoplasma gondi. Questo è possibile nello stato quantistico del DNA.

Virus, batteri, funghi non sono per nulla nostri nemici! Vivono secondo le leggi cosmiche come noi e cercano l'armonia.

Questo è un punto essenziale. Se combatti contro i microbi, li rendi aggressivi. A rigor di termini, sono un parametro per lo stato della nostra matrice e quindi le esigenze della vita interiore. Hanno una possibilità con noi solo se vengono esposti ai soliti sospetti.

Il rinnovamento dell'ambiente delle cellule è quindi proprio il modo giusto per ristabilire l'equilibrio perduto e per rimandare gli intrusi ai loro luoghi. Queste sono solitamente le nostre mucose.
Il rispetto per le altre forme di vita, che sono parte della creazione quanto noi, è decisivo per il nostro lavoro: la convivenza pacifica è possibile solo nell'AMORE.

6.4. Suggerimenti
Questo libro non avrebbe molto senso senza una guida pratica chiara. Sullo sfondo del fatto che la massa costituisce solo una miliardesima parte della realtà e che la nostra esistenza è quasi esclusivamente determinata da quanti d'interazione, la terapia dell'informazione e quindi la coscienza vengono chiaramente alla ribalta. Perché la stessa genesi del cancro si basa su una perdita d'informazioni, localmente e generalmente attraverso la perdita di controllo dal cervello.
Questo può essere innescato da un'ampia varietà di noxae, fino a uno psicotrauma. Ma tutti i singoli fattori possono essere riassunti in un punto: si tratta sempre di una perdita d'*informazioni* e quindi di una perdita di forma del tessuto, che chiamiamo tumore.

Come nel Cap. 1.5.1. spiegato in dettaglio, ne sono responsabili gli innumerevoli quanti di luce (fotoni) che circolano nell'elettrone tori. Tutti gli eventi vengono immagazzinati in essi come ricordi, si imprimono sulla materia e danno un nuovo ordine. Solitamente viene utilizzato per adattare i vari tessuti alle mutevoli esigenze e per rimodellarli costantemente. La struttura del tessuto è quindi sempre il riflesso delle influenze ambientali – sia all'interno che all'esterno.

Questa personalizzazione di solito funziona perfettamente senza intoppi. Tuttavia, sembra completamente diverso con i campi d'interferenza.

A causa della sovrapposizione (contaminazione) con le precedenti esperienze traumatiche memorizzate qui, non c'è un normale rimodellamento, ma nella migliore delle ipotesi un arresto con la degenerazione. Tuttavia, se i ricordi stressanti sono troppo massicci, questo caos può materializzarsi direttamente come una massa tumorale goffa.

A peggiorare le cose, l'ambiente originariamente alcalino è diventato ora altamente acido, che paralizza le cellule immunitarie e impedisce qualsiasi autoguarigione.

La dissoluzione del cosiddetto mantello tumorale ha quindi la priorità. Si ha la via diretta per infiltrazione di bicarbonato, se la zona è facilmente raggiungibile con la siringa.

La seconda variante è molto più delicata e utilizza il potenziale alcalinizzante degli elettroni. O viene introdotta corrente continua (ad esempio utilizzando il metodo *Pekar / Nordenström*) o viene stimolato un forte flusso di elettroni nel tessuto mediante induzione del campo magnetico. Questo può essere fatto con LYMPHO*DYN*®.

Allo stesso tempo (!) la fornitura di elettroni dovrebbe essere assicurata. La dieta *Budwig* olio-proteica offre le migliori condizioni per questo, evitando rigorosamente i grassi trans.

Questo dovrebbe essere combinato con una pulizia dei tessuti inizialmente delicata ma intensiva. I composti proteici grassi denaturati depositati (lipoproteide) possono essere idealmente scomposti con enzimi naturali e quindi resi trasportabili per il flusso linfatico. A questo scopo sono particolarmente adatti i succhi di verdura **fermentati con acido lattico**, in particolare il succo di barbabietola (contiene l'indispensabile molibdeno), il succo di crauti, la bevanda al pane "Kanne", ecc. 2-3 litri dei quali dovrebbero essere consumati al giorno. Ulteriore idratazione può essere effettuata con acqua di sorgente pura o come tè verde.

In nessun caso dovrebbe mancare l'esposizione al sole, naturalmente senza "protettori solari", ma ben dosati fino a mezz'ora a pranzo e di conseguenza più a lungo nel pomeriggio.

Se questo è combinato con un esercizio di resistenza moderata, è già stata creata una buona base per le ulteriori fasi del trattamento, ad esempio la terapia dell'informazione biofisica TIB.

I primi dispositivi TIB sono stati costruiti nel 1975 e da allora è stata acquisita esperienza in innumerevoli pratiche. 45 anni sono un tempo sufficiente per rapidi sviluppi nell'elettronica. Oggi ripaga. Nel frattempo, la conoscenza della fisiologia corporea è molto più avanzata, per cui ci si può aspettare un successo di trattamento che prima potevamo solo sognare.

Ma anche i lettori che non hanno familiarità con esso hanno un fondo qui da cui possono attingere a beneficio dei loro pazienti affetti, non solo con il cancro. Tutti i malati cronici possono beneficiare dei metodi della medicina, che si basano sulle leggi della vita (vedi "Compendio di MEDICINA RIUNITA conforme alla vita").

6.4.1. Primo contatto

Il più delle volte, i pazienti vengono da noi direttamente dall'oncologo, turbati e pieni di paura dell'infermità e della morte. Molto spesso è stata data loro una prognosi (cattiva).

Non importa in quale fase ti trovi: la guarigione è sempre possibile! Ciò è dimostrato dalle guarigioni spontanee. Deve essere trasmesso a loro, tuttavia, il che non è di rado accolto con incredulità perché hanno idee completamente diverse sulla loro malattia e sono stati indottrinati di conseguenza.

Non possiamo convincere nessuno con le parole. Devono seguire azioni che possono creare fiducia e sicurezza. Ecco perché un'anamnesi approfondita, in cui viene data la massima priorità alle preoccupazioni e ai bisogni, dovrebbe trasmettere la sensazione: qui sono nel posto giusto. Tutti i miei problemi vengono presi molto sul serio, senza alcuna pressione sul tempo.

Tuttavia, è essenziale chiarire e lavoro attraverso un problema di infanzia con il rapporto madre / padre. Come ha spiegato esplicitamente il prof. *Grossarth-Maticek*, qui si possono gettare le basi per la salute o il cancro.

Per la risoluzione di un conflitto parentale (madre: respinta in blu nel test di Lüscher, padre: respinto in rosso) sono importanti i seguenti punti:

> o Comprensione, perdono (anche di se stessi), gratitudine.
> o Ravvivare la connessione genetica con l'amore*
> o Lavora su tutte le ferite con un confidente. Se non si possono identificare eventi gravi, la ***paura profonda*** blocca l'accesso al subconscio – perché i malati di cancro senza psicotraumi non esistono!

o Si dovrebbe registrare il momento in cui la vita è cambiata da lussuria a non lussuria e da allora tutti i bisogni lussuriosi sono stati attivamente (!) soppressi.

Parallelamente, la casa dovrebbe essere esaminata da un geobiologo. Questo include anche l'elettrosmog.

È importante che le conversazioni siano condotte con contatto visivo e profonda empatia. Solo in questo modo i pazienti possono essere rassicurati che possono essere guariti e che noi li aiuteremo a farlo.

Questo è fondamentale, soprattutto se le conversazioni prevedono il contatto visivo e profonda empatia. Solo allora il paziente può sviluppare la certezza di poter essere guarito e che noi lo aiuteremo.

Per fare questo però va eliminato l'errore fin dall'inizio che dobbiamo lottare contro la malattia perché è cattiva e deve sparire. Ma vogliamo ottenere la *reintegrazione*, la coerenza collettiva. Funziona solo con l'amore per te stesso e per tutte le parti (separate) del tuo corpo.

Non dovrebbe mancare nemmeno la domanda sulle nuove attività e obiettivi *dopo* il completamento del processo di ripristino. Perché molti pazienti non si aspettano per niente una cura, ma pensano piuttosto a un trattamento di accompagnamento.

Per evitare frustrazione, quindi, fin dall'inizio dovrebbe essere effettuato un test Kinesiologico per determinare se esiste effettivamente una volontà interiore di guarire. Molto spesso non è così!

---

* Poiché tutto si svolge a livello spirituale (spazio quantico), questo rituale ha anche un effetto di là dalla morte della madre o del padre. Tuttavia, è fondamentale che sia fatto con fervore e che scateni forti emozioni. Se il genitore è ancora vivo, dovrebbe essere fatto prima della prossima visita. Allora si può già vedere il cambiamento di coscienza che si è instaurato. Le parole sono allora per lo più superflue – solo l'amore conta.

Il rituale con la madre ha un enorme potenziale di guarigione e dovrebbe quindi essere all'inizio. Attraverso la connessione genetica, lo scambio di elettroni dell'essenza avviene molto più intensamente.

Come spiegato nei singoli capitoli, molto spesso c'è un desiderio interiore di morire. Questi pazienti hanno rinunciato a se stessi. Se questo viene trascurato e quindi non affrontato, qualsiasi ulteriore tentativo di trattamento è inutile.

6.4.2. Piano di trattamento

Con tutte le nostre misure iniziamo e sosteniamo il processo di guarigione, ma non rendiamo sano nessuno. Come medico e terapista, ci si dovrebbe sbarazzare di quest'arroganza. Ma impostiamo il piano in base alle possibilità che si presentano nella pratica.

Non ha senso fare il più possibile allo stesso tempo. Una terapia graduale ben coordinata è molto più efficace.

Questo è il motivo per cui anche le piccole pratiche possono funzionare con successo, se si cerca la terapia causale. L'obiettivo è sempre, non solo nel cancro, abilitare l'ambiente di approvvigionamento per le cellule e il controllo prioritario da parte del cervello. Tuttavia, non si può agire con sufficiente cautela. Ogni misura terapeutica deve essere elaborata dal paziente con un corrispondente dispendio di energia. È qui che si verificano la maggior parte degli errori. Il cancro è la fase finale di anni di sviluppo. Le risorse sono esaurite!

Pertanto, all'inizio si consiglia un leggero apporto di calore, sia con sauna a infrarossi, se disponibile, luce rossa o bagni caldi. Non va dimenticato che si tratta di un deragliamento catabolico, cioè una malattia del freddo. Queste misure da sole sono quindi ritenute molto utili.

Dopo una diagnosi appropriata, le mancanze vengono riempite: vitamine, minerali, amminoacidi. Ciò che deve essere regolato su un cambiamento nella dieta ha la priorità.

C'è da aspettarsi che le mancanze esistano a diversi livelli, fino alla mancanza di amore. Per quanto possibile dovrebbe essere cambiato e il paziente dovrebbe essere attivamente coinvolto nel processo di guarigione.

6.4.3. Trasferimento delle informazioni

A questo punto, alcuni metodi di terapia TIB vengono affrontati con i dispositivi utilizzati per loro. Chi vuole approfondire il metodo può acquisire le conoscenze necessarie dal mio libro "Terapia dell'Informazione Biofisica TIB".

La prima cosa è normalizzare localmente il *metabolismo cellulare* deragliato sulla regione tumorale o sui campi di interferenza diagnosticati. Il dispositivo ZMR 703 (Rivitalizzazione Cellulare e Ambiente RCA) è adatto a questo scopo. Ciò significa che le informazioni provenienti dai regolatori mancanti vengono trasmesse in profondità tramite un campo magnetico. Allo stesso tempo, viene stimolata la microcircolazione.

L'effetto può essere aumentato se lo ZMR 703 viene utilizzato insieme al dispositivo Vortex e alle cuffie NEC 708. Di conseguenza, l'inversione di polarità del sistema arcaico a corrente continua può avvenire allo stesso tempo.

Queste sono procedure molto sensibile che non mettono a dura prova l'organismo.

La terapia di equalizzazione con l'Equalizer EQ 103 è altrettanto delicata ma sostenibile: non solo consente di trattare le vecchie ferite, ma allevia anche lo shock.

Ma è particolarmente importante fornire al cervello le informazioni mancanti della regione tumorale (feedback), cosa molto facile da fare con questo dispositivo. Tale trattamento può essere inizialmente effettuato quotidianamente, poi sempre meno.

Anche il dispositivo MRT 503 (**T**erapia di **R**igenerazione della **M**atrice **TRM**) è adatto a questo scopo. Ma questo è solo un gradito effetto collaterale. La principale area di applicazione è la disintossicazione della matrice, per la quale è particolarmente utile il massaggio coppettazione integrato. Ulteriori informazioni necessarie per la disintossicazione (ad es. glutatione) vengono recuperate da memorie analogiche.

Questo trattamento può essere estenuante e quindi non viene utilizzato all'inizio, ma solo quando la condizione migliora.

Una parte essenziale del trattamento è anche l'eliminazione delle tossine e dei parassiti testati con TIB.

Fin dall'inizio, però, viene utilizzato il dispositivo LYMPHO*DYN*®, con il quale, tramite un flusso di corrente continua ritmico e pulsato, non solo migliora il drenaggio linfatico, ma stimola anche il trasporto di elettroni nella matrice e allo stesso tempo il tempo attiva l'utilizzo dell'ossigeno (aumento dell'anabolismo).
In questo modo, la regione del tumore viene trattata direttamente, il che significa che può essere ottenuta anche la de-acidificazione locale. La corrente stimola i nervi, che stimola la neuro-genesi – l'obiettivo dei nostri sforzi.

6.4.4. Misure di supporto
A questo punto, dovrebbero essere prima menzionati quegli agenti che sono utili per la rigenerazione dei nervi (Cap. 4.7.2, p. 104), cioè vitamine del gruppo B con uridina monofosfato (Keltican forte),

partenolidi (partenio), fosfatidil serina, olio di krill (o olio di lino), preparati di organi e, naturalmente, una normale funzione tiroidea con sufficiente tiroxina per la mielinizzazione. Ecco perché lo iodio non deve mancare. Corrispondentemente alto dosaggio, stimola anche la circolazione, il che è molto desiderabile.

Prima di tutto, questo stabilisce le priorità. Un'altra selezione per il trattamento generale può essere effettuata dagli elenchi a partire da pagina 97; sarebbe ottimale provarli in anticipo.

Oltre al TIB, si sono dimostrate efficaci applicazioni un po'più intense, come il trattamento del sangue autologo, l'HOT o l'ozonoterapia. Essendo un metodo OHT ad alte dosi, è piuttosto aggressivo, ma particolarmente efficace in caso d'infestazione da parassiti.

Il trattamento ad alto dosaggio con enzimi proteolitici, infusi di vitamina C e colesterolo, procaina locale o in infusione (senza bicarbonato) offre un ottimo supporto.

Il trattamento dell'intero tratto gastrointestinale, tenendo conto dell'acidità (ph 5,8-6,3), è un aiuto indispensabile per il fegato, solitamente completamente sovraccarico, e per il sistema immunitario localizzato nell'intestino. L'uso mirato di simbionti (sulla base dei risultati delle feci) può essere supportato con l'idroterapia del colon.

Il cancro al seno nelle donne e il cancro alla prostata negli uomini hanno una posizione speciale. Prima di tutto, il test *Estronex* dovrebbe essere preso in considerazione come un indicatore importante delle vie di degradazione degli ormoni femminili nel fegato. Può ad esempio mostrare che la metilazione è insufficiente e deve essere supportata (ad esempio con SAM-e).

Inoltre, ci sono eccellenti opzioni per il trattamento con ormoni identici alla natura (estriolo, progesterone, testosterone) per entrambi i tipi di cancro.

Ogni piano di trattamento può essere creato solo individualmente. Quindi viene raggiunto un ottimo. Ma non dimenticare mai: tutto è coscienza!

Come mostrato nella tabella 1, un piano settimanale per lo studio o la clinica potrebbe apparire come uno schema approssimativo, che viene modificato di conseguenza. Maggiore è la terapia informativa, minore è la necessità di farmaci.

destinaz.	metodo	lun	mar	mer	gio	ven
regio tumore	LYMPHO*DYN*	X	X	X	X	X
regio tumore	ZMR/Vortex in alternativa MORA, BICOM Vegaselect		X			X
SNC polaritá	NEC 708	X	X	X	X	X
regio tumore > cervello	Equalizer EQ 103 **feedback** MRT 503	X	X	X	X	X
matrix detox	MRT 503 1x/semana					X
matrix detox	Equalizer EQ 103 ZMR/Vortex MRT 503 in alternativa MORA, BICOM Vegaselect	X	X	X	X	X
regio tumore SNC matrix	infuso di procaina	X			X	
	HOT, Ozon-Ther.		X			X
	infuso di colesterolo			X		
	ipertermia	X			X	
	terapia laser i.v.					

Tabella 1: Variante terapeutica per il trattamento intensivo iniziale

Le nostre convinzioni e intenzioni fanno parte della terapia tanto quanto le paure e le preoccupazioni del paziente. Solo insieme si può portare qualcosa a una conclusione positiva. Ciò richiede uno scambio empatico costante. Perché la guarigione avviene in amore. A volte sentirsi amati (di nuovo) è l'unica chiave.

Dei farmaci viene assemblato individualmente, se possibile con un test di risonanza. Sono obbligatori i preparati per la rigenerazione dei nervi e, in questo contesto, anche per la tiroide (selenio, zinco, iodio, eventualmente progesterone).
I pazienti possono applicare il calore da soli a casa, ad esempio luce rossa e sotto forma di molto tè verde.

6.4.5. Aspetto filosofico
Tutti sono anche filosofi, anche se solo pochi l'hanno consapevolmente integrato nelle loro vite. La filosofia – l'amore per la saggezza – è il tetto sotto il quale viviamo. Ci dà lungimiranza.

Alla fine vorrei dare al lettore qualcosa che possa aprire le porte a una dimensione del pensiero completamente nuova. Si tratta di funghi.
La sua origine risale a più di 2 miliardi di anni. Non sono solo gli esseri viventi più antichi, ma anche quelli con la maggiore esperienza nelle tecniche di sopravvivenza. Ma non solo, avevano abbastanza tempo per diffondersi su tutta (!) la terra. Difficilmente c'è un posto dove non esistono. Hanno creato una rete sotterranea completa che usano per comunicare in tutto il mondo. Appaiono come **custodi e guardiani**, perché sono loro che hanno creato tutti i prerequisiti e quindi la base della vita per consentire uno sviluppo superiore. Siete i governanti del mondo. Nessuna delle nuove forme di vita potrebbe svilupparsi senza di loro e il loro aiuto.

La rete fungina serve, tra le altre cose, a collegare le radici degli alberi e delle piante con cui vivono in simbiosi. Ciò significa che sono anche guardiani e custodi della botanica.

Forniscono sostanze nutritive e quindi rendono possibile la flora in primo luogo, soprattutto nelle regioni meno fertili. Senza i funghi, la nostra gamma di frutta e verdura sarebbe molto più snella. Forse non sarebbe affatto lì? Ma i funghi arricchiscono la tavola anche con pregiati latticini che altrimenti non esisterebbero. Non abbiamo potuto gustare alcuni prodotti da forno, birra o vino.

Ma questa è solo la base per una considerazione completamente diversa: i campi elettromagnetici dei funghi generano interferenze con l'ambiente. Stampano le tue informazioni su tutti i prodotti naturali commestibili, ma anche su di noi! Non appena usciamo di casa, entriamo nel terreno dei funghi. Questi campi ci avvolgono come nebbia che sale su un prato umido.

I funghi hanno una fondamentale oscillazione come la fondamentale nella musica. Potrebbe quindi essere che la nostra casa biologica siano i funghi e che siamo in costante interazione con loro?

Sarebbe concepibile che le malattie si basino su un disturbo della comunicazione con loro e che l'infestazione da funghi, con tutte le sue conseguenze tossiche, non sia solo un segno di perdita di vitalità e morte strisciante? Perché i funghi seguono il loro compito nel quadrante blu (elemento acqua). Sono costantemente ricettivi, si adattano alle condizioni esterne e sono quindi integrativi.
Ci assicurano che possiamo mangiare e vivere. Ma sono allo stesso tempo profittatori della morte, anche se di solito non aspettano così a

lungo che sia completata. Questo può essere visto bene negli alberi infestati.

I funghi coprono la polarità tra vitalità e morte. Questo è unico. I cosiddetti funghi medicinali possono supportare la guarigione e portare la morte agli altri. Tuttavia, è lo stesso genere degli eucarioti.

Perché non dovremmo cercare di capire meglio l'intelligenza dei funghi? Perché il lievito di birra è benefico, ma non la candida, anche se è anche un fungo di lievito?

In effetti, dobbiamo avere i geni dei funghi dentro di noi. Se il nostro organismo vibra armoniosamente, i funghi sono utili e possono sostenerci. Riflettono la semplicità. Coloro che non vi aderiscono lasciano questa vibrazione di base stabile e diventano suscettibili alle malattie. L'elemento acqua che *non* viene vissuto – la soddisfazione personale, la fiducia di se stesso, il mantenimento delle relazioni, ma anche amore per la madre – ci porta fuori equilibrio. Allora l'integrazione diventa separazione con tutte le conseguenze negative.

Ogni focolaio della malattia è una separazione, un aspetto che non è stato vissuto, una perdita di vitalità. Questo può innescare funghi dannosi. Questi si cambiano nell'elemento terra (acido) (verde, vedi Fig. 1) e ci contaminare.

La controparte dei funghi con la loro vasta lavorazione di vimini è il nostro sistema nervoso, che appartiene anche all'elemento acqua e la cui vibrazione di base corrisponde alla nota fondamentale individuale. Di solito è il "padrone" dell'elemento terra, il luogo dei funghi nocivi e da esso ci proteggerebbe.

Come primi abitanti della terra, i funghi dovevano adattarsi all'oscillazione fondamentale della terra, che corrisponde al tono, "sol" (G) ed è a 385 Hz. Non sorprende che sia la frequenza di risonanza del nostro DNA.

Ripristinare l'armonia con i funghi sarebbe quindi abbastanza facile con il doppio suono di "sol" (G) con la nota fondamentale individuale. Un letto sonoro (per il tono di base) e un applicatore per il trattamento locale con il tono "sol" (G) sono ideali per questo scopo.

Il fisico atomico indiano e musicoterapista prof. *Vemu Mukunda* è riuscito a iniziare la guarigione dei malati di cancro cantando la nota fondamentale. Ciò sottolinea questo approccio concettuale.

I funghi sembrano avere il posto sbagliato nella nostra società. Vivere a stretto contatto con la natura significa anche riconoscere i funghi come nostri antenati e prestare loro le dovute attenzioni. Non solo hanno preparato la nostra esistenza, ma consentono anche la nostra continua esistenza. Senza di loro non esisteremmo.

Dichiarare guerra ai funghi è la strada sbagliata. Forse stanno attualmente svolgendo compiti importanti in noi? Ci portiamo anche funghi dannosi con le nostre emozioni negative? L'elemento terra simboleggia la nostra autenticità. Come è andata perduta?

Quando e in quali circostanze ha un paziente lascia il suo percorso, è stato ingannato o manipolato e quindi ha perso la sua autodeterminazione?

7. Epilogo

Il cancro è curabile! Non lo sottolineeremo mai abbastanza. Tuttavia, qui è necessario un approccio terapeutico diverso, rispetto alle malattie croniche. Il cancro può essere inteso come il risultato di tutti gli stress – psichico e materiale – nel corso della vita che si sono manifestati come avvelenamento ambientale delle cellule e preparano il terreno ai parassiti. Di conseguenza, tutti dovrebbero ammalarsi di cancro prima o poi. La punta dell'equilibrio, tuttavia, è la perdita di controllo da parte del cervello a causa di danni ai nervi tossici. Alcuni virus sono responsabili di questo, principalmente dal gruppo dell'herpes. Questo, a sua volta, può essere preceduto da danni da vaccinazione. Tutto insieme crea le condizioni per lo sviluppo del cancro.

Ma c'è anche un'altra ragione essenziale: Siamo in grado di caratterizzare meglio campi di disturbo, e cioè come aree incapsulate da precedenti lesioni gravi, che non sono stati trattati. Questo viene fatto per proteggere l'intero sistema. Tuttavia, porta ad un maggiore consumo energetico degli elettroni dell'essenza. La neuro-degenerazione si verifica anche in queste aree quasi chiuse. Ciò che non è necessario è ritirato.

La degenerazione dei nervi e con essa la perdita di controllo da parte del cervello è un punto centrale nello sviluppo del cancro e allo stesso tempo un notevole ostacolo alla guarigione.

Il cancro sarebbe prevenibile se si assicurasse costantemente che le funzioni di disintossicazione di linfa, fegato, cistifellea e intestino rimangano perfettamente funzionanti e che non vi sia sovraccarico dovuto a un'alimentazione scorretta, soprattutto carboidrati. Grassi trans o proteine animali inferiori (maiali!).

141

La perdita del controllo dal cervello è un problema più grande, decide l'inizio, il decorso e quindi la prognosi.

Chiunque sia nuovo al cancro come persona interessata può avere una sensazione di nausea quando legge i molti fattori scatenanti. Ma non è questa l'intenzione di questo libro. Piuttosto, ho mostrato strade percorribili che sono un motivo di ottimismo. Questo è il messaggio!
Certo, il consiglio dovrebbe essere preso sul serio, ma non c'è bisogno di farsi prendere dal panico, anzi. Il cancro non è solo una malattia fisica. Tutte le strutture con le loro funzioni sono *costrutti di coscienza*. Sfortunatamente, questo viene raramente preso in considerazione. Lo spirito crea la materia (involuzione). Tutto l'ESSERE è una struttura di campo quantistica del pensiero, innescata dalle emozioni e può anche essere corretta a questo livello. Creiamo la nostra realtà attraverso i nostri obiettivi e le nostre intenzioni – anche le malattie!

La ricerca quantistica ci apre prospettive completamente nuove. Ci sono corsi di cancro molto ben documentati che funzionano come miracoli per noi, ma possono essere spiegati con la meccanica quantistica: guarigione spontanea dei pazienti allo stadio terminale, completa scomparsa di grandi tumori durante la notte o completamente inaspettata colpi di scena nel corso della malattia.
Per fare questo, la malattia deve essere trascesa, cioè elevata al livello spirituale. I ricercatori quantistici lo chiamano dal basso verso l'alto (bottom-up).

Nello spirito – da equiparare allo spazio quantistico – l'evento scatenante (shock, conflitto, ecc.) può essere trasformato in amore (!) con una coscienza espansa e riportato alla realtà con un nuovo significato (dall'alto verso il basso > top-down).

La materia può dissolversi di nuovo attraverso un cosiddetto spinflip. La crescita diventa regressione. Questo non deve essere deciso per caso. Possiamo controllarlo con la nostra coscienza. Ecco perché il riallineamento personale è così importante. Se stacchiamo completamente il nostro carosello di pensieri da un problema – non deve essere sempre una malattia – e ci lasciamo affascinare da nuovi compiti, una transizione può avvenire in modo completamente indipendente e senza coercizione.

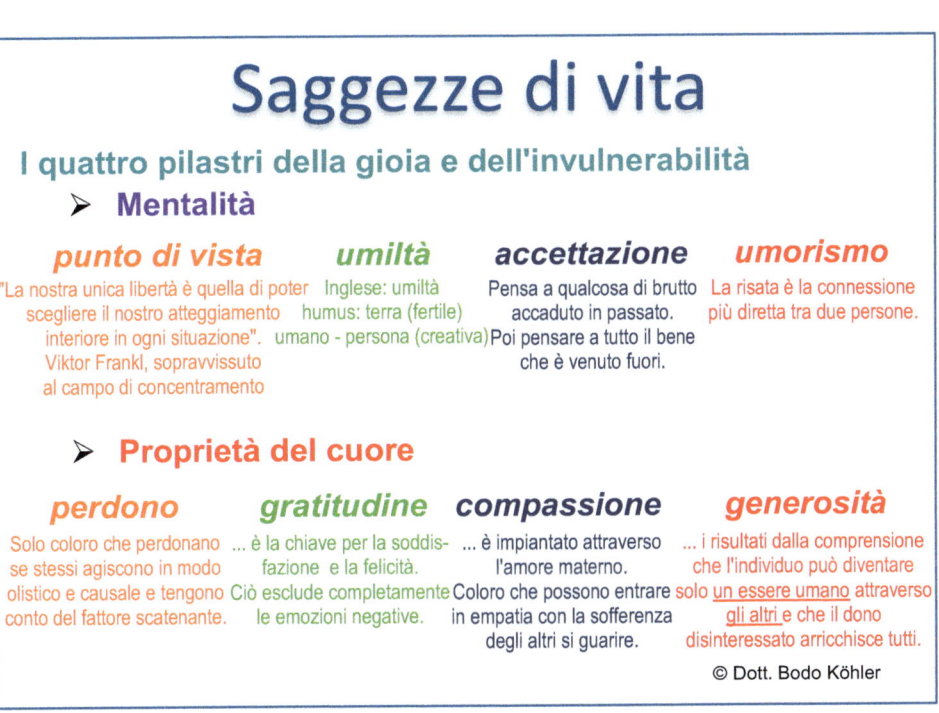

Fig.12: Coloro che riescono a sviluppare pienamente tutti gli 8 aspetti di se stessi potranno condurre una vita felice e soddisfacente (secondo il "Libro della Gioia" di Dalai Lama, Desmond Tutu, Douglas Carlton Abrams).

La guarigione quindi non avviene perché lo vogliamo, ma piuttosto attraverso la risonanza con la nuova struttura della coscienza – AMORE.

Nello spazio quantico infinito (mente) c'è un potenziale illimitato di possibilità che aspetta solo di essere richiamato da noi. Allora tutto è possibile. La limitazione è fatta esclusivamente dalla nostra immaginazione. Tuttavia, i limiti sono posti anche dal fatto che molti pazienti hanno già lasciato la vita. Pertanto è necessario un riavvio completo.

Elenco delle figure

Bibliografia

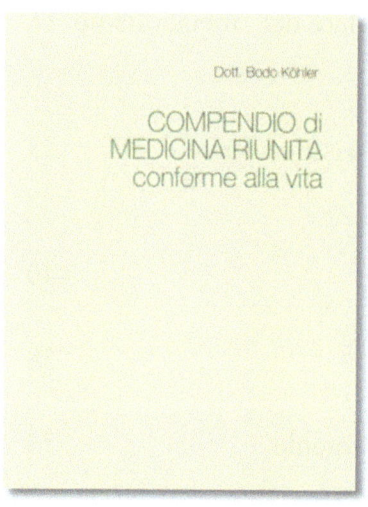

Questo manuale confronta le vecchie conoscenze perse con i risultati delle ricerche più recenti. Ciò si traduce in una prospettiva completamente diversa, che apre la strada a promettenti approcci terapeutici. Il tumore non è più in primo piano, come prima. Tutto ruota invece intorno alla perdita di controllo da parte del cervello, riconducibile a un avvelenamento strisciante dell'ambiente delle cellule, che apre le porte a parassiti, batteri e virus. Tutto è mutuamente dipendente, perché l'organismo è un enorme sistema di elaborazione delle informazioni che raggiunge i suoi limiti con l'aumentare dell'età. In questo libro, il background viene spiegato in dettaglio e le strategie terapeutiche vengono sviluppate sulla base di questo, ma senza trascurare l'aspetto principale: la consapevolezza.

Il libro sopra può essere ordinato direttamente dall'editore su Internet all'indirizzo www.bod.de/buchshop.

Altre fonti di letteratura:
Abderhalden: Die Abderhaldensche Reaktion, Springer 1922
Bösser, F.: Die Lösung der Krebsfrage, Hoffmann-Verlag Barn-stedt, 3. Auflage 1985
Brandmeyer,
Köhler, B.: Licht schenkt Leben, Verlag fit fürs Leben

Bruker.M.O.,
Galtier: Cholesterin, der lebensnotwendige Stoff
Budwig, J.:   Das Fettsyndrom, Hyperion-Verlag Freiburg 1965
                  Die elementare Funktion der Atmung... Hyperion-V.
                  Öl-Eiweiß-Kost
                  Der Tod des Tumors Band II
                  Der Tod des Tumors Band II
                  Mensch-Sein, Atmung, Immunabwehr im Würgegriff
Chan, June
M. et al.:   Langzeitstudie an 21.000 Teilnehmern mit dem Ergeb-
                  nis, dass unter 600 mg Calcium-Zufuhr das Prostata-
                  Krebsrisiko um 32% steigt. American Journal of
                  Clinical Nutrition 2001; 4: S.549-554
Charon, J. E.:   Der Geist der Materie, Ullstein-Verlag
                  Tod, wo ist Dein Stachel? Sudden Inspiration-Verl. 81
Clark, R. H.:   Heilung ist möglich: Eine revolutionäre Technik zur
                  Behandlung chronischer Erkrankungen, C.-Verlag Bern
Cramer F.:   Chaos und Ordnung. Die komplexe Struktur des Leben-
                  digen. Deutsche Verlags-Anstalt GmbH Stuttgart (89)
D'Adamo, P.:   Die 4 Blutgruppen- 4 Strategien für ein gesundes Leben
                  kindle edition
Dalai Lama,
Desmond Tutu,
Abrams,D.C.:   Das Buch der Freude, Lotus-Verlag
Davidov,A.S.:   Biology and Quantum Mechanics, Pergamon Press,
                  Oxford 1982
Diefenb.,E.:   Säuren-Basen-Haushalt, Verdauung & physiolog. Flora
Dorandt,I.E.:   Leben im Nebel
Dröscher, W.
Heim. B.:   Strukturen der physikalischen Welt und ihrer nicht-
                  materiellen Seite, Resch-Verlag 1996

Dürr, H.-P.:   Es gibt keine Materie! Rotana-Verlag 2012

Eberhard, L.:   Heilkräfte der Farben, Drei-Eichen-Verl., München 54

Egli, R.:   Das LOLA-Prinzip, Editions d'Olt, CH-Oetwil
                Illusion oder Realität? Editions d'Olt, Ch-Oetwil 2000

Endler, P.:   Wasser und Information, Allg. Homöopath. Zeitung 24.

Evertz, U.,
König, H. L.:   Pulsierende magnetische Felder in ihrer Bedeutung für
                die Medizin, Hippokrates 48, 16-37, 1977

Evertz,U.,
Ludwig, W.:   Magnetfeldbehandlung,Grenzgebiete der Wissenschaft,
                26, 106-119, 1977

Frankl, V. E.: Der Mensch vor der Frage nach dem Sinn, 1979

Fröhlich, H.:   Biological coherence and respons to external stimuli,
                Springer-Verlag 1988.
                Wechselwirkungen nichtlinearer Wellen-Mechanismen
                zwischen erregbarem Gewebe und elektromagnetischen
                Feldern, Neurol. Res. 1982, 4 (1-2), p 115-153, ISSN

Gimpel, T.:   Therapie durch Farbe, Brook House, Tetbury, England
                1980

Giudice,E.del: Coherence in condensed and living matter, Frontier
                Perspectives, Vol. 3, No. 2, 16-20, 1993. (Dies betrifft
                u.a. die Möglichkeiten d. Abspeicherg. v. EM-Signalen)

Guidice E.
del, Elia V.:   Role of water in living organisms. Neural Network

Görnitz, Th.:   Quanten sind anders, Spektrum 2011
                Der kreative Kosmos, Springer Spectrum 2013
                Licht, Quanten und Bewusstsein
                Von den Quanten zum Bewusstsein, 2016

Grossarth-   Autonomietraining; „Krankheit als Biographie", KiWi
Maticek, R.:   Synergistische Präventivmedizin, Springer 2008

Hager, E. D.: Komplementäre Onkologie, Forum Medizin-Verlags-gesellschaft 1997

Hartenbach: Die Cholesterin-Lüge, Weltbild-Verlag

Heim, B.: Der Elementarprozess des Lebens, Resch Innsbruck 94
Elementarstrukturen d. Materie. Resch Innsbruck 1985
Der Elementarprozess des Lebens, Resch Innsbruck 94
Elementarstrukturen d. Materie. Resch Innsbruck 1985
Der kosmische Erlebnisraum d. Menschen, Resch 1995
Postmortale Zustände? Die televariante Area integraler
Weltstrukturen, Resch-Verlag 1994
Einheitliche Beschreibung der Materiellen Welt, 1994

Hildebrandt: Zirkadiane Rhythmen als Grundlage einer therapeuti-schen Zeitordnung, ÄZN 8/87, 27.Jahrgang

Hauf, R.: Einfluss elektromagnetischer Felder auf den Menschen,
etz-b, 28, 181-183, 1976

Heber, G.. Einführung in die Theorie des Magnetismus, Wiss.
Buchgesellschaft Darmstadt 1983

Heine, H.: Reduktion von Radikalen in der Grundsubstanz durch
Polysaccharid-Kieselsäure-Wasserkomplexe"
Ärztezeitschrift für NHV 12/03, 897-902
Lehrbuch der Biologischen Medizin" Hippokrates
Verlag 1991
Übergeordnete Regulationsprinzipien d. extrazellulären
Grundsubstanz (Matrix) für Prophylaxe und Regene-ration", Schweiz. Zeitschrift f. Ganzheitsmedizin 2/89,
Befindensstörungen – chron. Krankheit – Altern
CO.med-Edition 2009

Heiß,G.Hrsg.: Krebs…was nun, Perspektiven des 21. Jahrhundert,
Darmstadt, Merz 2001

Hoffmann,M.
Wolf, G.,
Staller, B.: Redoxpotentiale in Lebensmitteln und deren Gesund-
heitsrelevanz für d. Umweltmedizin in Nr.33 Ausg.2/00
Hoffmann,M.: Lebensmittelqualität – Lebensqualität, eine ganzheit-
liche Betrachtung, Ganzheitsmedizin 1 (1987) 12
Dreidimensionaler Qualitätstest im Feldgemüsebau, in
Heilmann,H., Zimmer,U. (Hersg.): Alternative
Konzepte Nr.72 Karlsruhe 1990
Lebensmittelqualität & Gesundheit, baeren & fuss
Lebensmittel & Ernährung aus elektrochemischer Sicht,
CO.med 05/05
Karstädt, U.: Die Säure des Lebens, TAS-Verlag London
Karsten, H.: Duft-Farb-Ton-Therapie bei psychosom. Erkrankungen
Haug 1983
Kiene, H.: Komplementärmedizin-Schulmedizin. Wissenschafts-
streit am Ende des 20. Jahrhunderts", 2.Aufl.1996
Köhler, B.: Vedi pagina 146
Synergistisch-biologische Krebs-Therapie CO'MED 95
Lehrbuch d. VEREINTEN lebenskonformen MEDIZIN
4. Auflage, BoD 2021
Köhler, B.: Symmetropathie – Integration durch Kommunikation
Ratgeber des Lebens, 2.Auflage, BoD 2019
Biophysikalische Informations-Therapie, 8. Auflage
BoD 2019
König, M.: Das Urwort, Die Physik Gottes, Scorpio-Verlag 2010
Kremer, H.: Krebs- und AIDS-Medizin, ZDN 2001
Krüger, W.: Das Nadelöhr der Farben & Töne", Atom-Harmonik-V.
Lamy, J. in: Organismus und Ton, Schick, E.
Langreder,W: Von der biologischen zur biophysikalischen Medizin,
Haug-Verlag 1985

Laszlo, E.:   Kohärenz in Kosmos und Bewusstsein, Via Nova 2003
Lipton, B.:   Intelligente Zellen, 3.Auflage, KOHA-Verlag 2007
Ludwig, W.:   Schwingungstherapie. Naturheilpraxis 32, 1026-1030
                  Neue elektromagnetische Diagnose- und Therapiever-
                  fahren. Bull. ASE/UCS 80, 928-932 (1979)
                  SIT-System-Informations-Therapie, Spitta-Verlag 1994
                  Informative Medizin, VGM-Verlag 1998
                  Die erweiterte einheitliche Quantenfeldtheorie von
                  Burkhard Heim, Resch-Verlag1998
Lüscher, M.:   Die Regulationspsychologie der Farben, Lehr-CD
                  Das Harmoniegesetz in uns, Ullstein-Verlag Berlin
                  Der 4 Farben-Mensch, Ullstein-Verlag Berlin 2009
Lutz, W.:   Leben ohne Brot, 16. Auflage, Informed GmbH, 2007
Meyl, K.:   Elektromagnetische Umweltverträglichkeit, Band 1+2,
                  Indel-Verlag VS 1996
                  Potentialwirbel Band I und II, Indel-Verlag VS 1990
Mercola, J.:   EMF, Elektromagnetische Felder, Kopp-Verlag 2020
Muheim,J.T.:   Zur universalen Rolle der Elementarteilchen". Rapport
                  de la Réunion de printemps de la Société Suisse des
                  Physique 56, 925-928 (1983)
Müller, G.:   viva vortex, Alles lebt, BOD 2016
Mutter, J.:   Gesund statt chronisch krank, fit fürs Leben Verlag
                  Lass Dich nicht vergiften, Gräfe & Unser-Verlag
Ohlenschl.C.:   Die Wechselwirkungen zwischen Licht und Biomole
                  külen, EHK 5/91, Band 40
Pauli, W.:   Die allgem. Prinzipien der Wellenmechanik, Springer
Penrose, R: Schatten des Geistes, Weg zu einer neuen Physik des
                  Bewusstseins, Spektrum Akademischer Verlag (1995)
Peseschkian: Positive Psychotherapie; Glaube an Gott und binde
                  dein Kamel fest, Herder
Pischinger,A: Das System der Grundregulation, Haug-Verlag 1989

Plichta, P.:   Das Primzahlkreuz, Bände 1-5 Quadropol-Verlag 2000

Pokorný J.:   Fröhlichs coherent vibrations in healthy and cancer cells. Neural Network World Vol.19, Nr 4, 369-378, 09

Pollack,G.H.:   Die 4. Phase von Wasser, VAK-Verlag

Popp, F. A.:   Biophotonen. Verlag f. Medizin, Verlag Dr. E. Fischer, Electromagnetic Bio-Information. Urban&Schwarzenb.

Popp, F. A., Strauss,V.E.:   Molekulare und biophysikalische Aspekte der Malignität. Praxis-Verlag, Leer 1984

Presman,A.S.:   Electromagnetic Fields and Life, Plenum Press 1970

Priebe, L.:   Vegetativum, Rhythmus, Chaos. ÄZN 6/1989, 30. Jg. Medizin und deterministisches Chaos, EHK 1/90

Risi, A.:   Ihr seid Lichtwesen, Gorinda-Verlag Der radikale Mittelweg, Kopp-Verlag 2009

Rosenberg: Konflikte lösen durch gewaltfreie Kommunikation, 15. Auflage, Herder 2012

Rubbia, C.:   Nobelpreis 1984 für den experimentellen Nachweis der der Materie übergeordneten Wechselwirkungsquanten, welche die Struktur der Materie steuern.

Russel, W.:   Geheimnis des Lichts, Genius-Verlag 2002 Radioaktivität, das Todesprinzip der Natur, Genius Die göttliche Illiade

Schick, E.:   Organismus und Ton, Hirschberger 1987

Schmidt/Peters Mikrobiologische Therapie, AMT 2004

Schole/Lutz: Regulationskrankheiten, 2. Auflage Verlag BoD 2001

Schrödinger: Was ist Leben?

Schumann,W: Über die strahlungslosen Eigenschwingungen einer leitenden Kugel, die von einer Luftschicht und einer Ionosphärenhülle umgeben ist. Zeitschrift für Natur forschung 7a, 149-154, 1954

Selby, J.:   Natürlich atmen, Ganzheitliche Gesundheit durch Atem-
                  Integration, Sphinx-Verlag Basel 1984

Selye, H.:   Einführung in die Lehre v. Adaptsystemen, G. Thieme,

Sheldrake,R.:   Das schöpferische Universum, Meyster-Verlag, 1983
                  The Presence of the Past, Times book
                  Das Gedächtnis der Natur, Scherz 1990

Smith,C.W.:   Electromagnetic Phenomena in Living Biomedical
                  Systems, Proc.6, Anual Conf. IEEE 1984

Spalinger, K.:   tod:glücklich, Leben ohne begrenztes Denken, Hagal-
                  Verlag 1997

Temelie, B.:   Ernährung nach den 5 Elementen, Joy-Verlag Sulzberg

Trincher, K.:   Natur und Geist, Herder, Wien 1981
                  Die Gesetze der biologischen Thermodynamik, Urban
                  & Schwarzenberg, Wien 1981
                  Wasser. Grundstruktur des Lebens und Denkens.
                  Herder Wien (1990)

Voeikov, V: Fundamental role of water in bioenergetics. In:
                  Belousov L, Voeikov V, Martynyuk V: Biophotonics
                  and coherent systems in biology. Springer Verlag (07)

Warnke, U.:   Der Mensch und die dritte Kraft, Popular Academic
                  Verlag, Saarbrücken 1994

Wever, R.:   ELF-effects on human circadian rhythm, In: Persinger,
M.A.:   ELF and VLF electromagnetic field effects,
                  Plenum Press, 1980

Wilber, K.:   Das holografische Weltbild, Scherz-Verlag

Worm, N.:   Menschenstopfleber, systemed-Verlag
                  Volkskrankheit Fettleber, systemed-Verlag

Zabel, W.:   Ernährung und Krebs, Vortrag auf ZÄN-Kongress

Zeiger, B.:   Informationsmedizin & Kosmologie, www.bit-org.de

Zöch, W.:   Embryonaler Ursprung von Karzinomen, Med.
                  Woche Baden-Baden 2015

Fonti di acquisto e d'informazione

www.bit-org.de   Associazione medica internazionale per la Terapia dell'Informazione Biofisica TIB e.V.

www.solumed.eu   Fonte di approvvigionamento per integratori alimentari di alta qualità KlinSiMag, CurSiMag, Glukosa-K2 (tutti vegani) e Neptune NKO Krill-Oil

www.sdg-vertrieb.de Fonte di approvvigionamento per Equalizer EQ 103 e il nuovo dispositivo LYMPHO*DYN*® e libri

www.apodil.de   Nosodi e preparazioni d'organo

Nota: ZMR 703, Vortex 705, NEC 708 e MRT 503 non vengono più prodotti e vengono utilizzati solo in uso.

Una selezione di cliniche biologiche olistiche in Germania:

Klink St. Georg, 83043 Bad Aibling, Rosenheimer Straße 6
Tel. 08061 3980, Internet www.klinik-st-georg.de

Biomed-Klinik 76887 Bad Bergzabern, Tischbergerstraße 5
Tel. 06343 7050, Internet www.biomedklinik.de

Klinik im Leben 07973 Greiz, Gartenweg 5-6
Tel. 03661 4438210, Internet www.klinik-imleben.de

Note

Note